Metakognitives Training bei Depression (D-MKT)

うつ病のための メタ認知トレーニング
D-MCT 解説と実施マニュアル

レナ・イェリネク　マリット・ハウシルト　シュテフェン・モリッツ　[著]

石垣 琢麿　森重 さとり　[監訳]

原田 晶子　[訳]

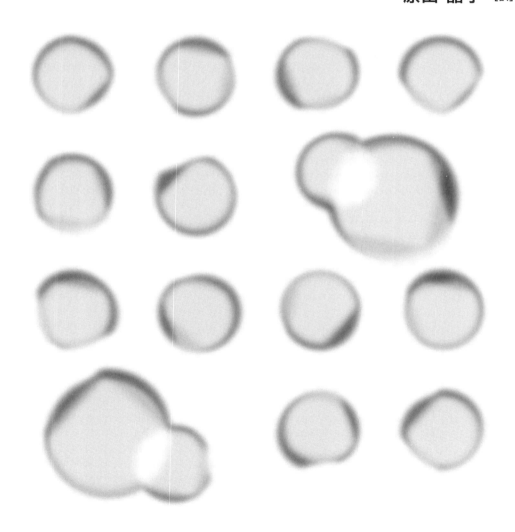

金子書房

Metakognitives Training bei Depression (D-MKT)
by
Lena Jelinek, Marit Hauschildt and Steffen Moritz

©2015 Programm PVU Psychologie Verlags Union
in the publishing group Beltz Weinheim Basel

Japanese translation rights arranged with Verlagsgruppe Beltz
Julius Beltz GmbH & Co. KG, Weinheim, Germany
through Tuttle-Mori Agency, Inc., Tokyo

監訳者序文

石垣琢麿

1．本書刊行までの経緯

　「うつ病のためのメタ認知トレーニング（D-MCT）」日本語版マニュアルを多くの方々の協力を得て，ここに刊行することができた。本書の刊行は，D-MCT日本語版作成に関する一連の作業の終着点である。D-MCTは，実践マニュアルである本書だけでなく，臨床で実際に用いる膨大な数のスライドやホームワークなどの資料から構成されており，それらすべての日本語版の妥当性や整合性を何度も確認する必要があった。臨床場面ですぐに使うことができるよう，わかりやすい日本語訳を心がけてきたが，至らない点も多いと思われる。読者からご指摘，ご指導を賜りたいが，原典も今後アップデートされると思われるので，それに合わせて再検討する機会をもちたい。

　ハンブルク大学病院精神科・精神療法科のシュテフェン・モリッツ教授らが開発した「統合失調症のメタ認知トレーニング（MCT）」に私が出会ったのは約10年前である。ここでは詳しい説明を省くが，MCTは幻覚や妄想のような症状を抱えやすい人たちに対する優れた心理教育・心理療法であるばかりでなく，誰にでもわかりやすく，職種を問わず実施可能という点で，実践的にも大変優れた方法である（Moritz & Woodward, 2007）。現在は日本語版が作成され，MCTの普及と研究を推進する組織「MCT-Jネットワーク（Mネット）」が全国で活動している（http://www.mct-j.net/を参照のこと）。

　さて，MCT日本語版を試作して実践を始めたとき，ここで使われている方法やエッセンスはうつ病にも応用できるのではないかと直感した。そこにハンブルクから，うつ病のためのMCTを開発して，臨床研究によって有効性も確認できたという知らせが入った。私は研究責任者のレナ・イェリネク博士にすぐに連絡を取り，英語版スライドとホームワークを日本語に訳す許可をもらった。認知行動療法（CBT）に基づく臨床活動に従事していた旧知の森重さとり氏に声をかけ，スライド等資料の翻訳を開始した。森重氏は英語が堪能な臨床家で，しかも訳したツールをすぐに実践できる環境にいたため，参加者の感想も含め臨床的な妥当性を確認しながら翻訳できたことはとてもありがたかった。それにしても，忙しい日常臨床のなかから時間を割いて，ほとんど一人で作業してくれた森重氏には感謝の言葉しかない。この実践経験の一部は，日本認知療法・認知行動療法学会や日本うつ病学会で発表している。

作業量は膨大だったが森重氏のおかげで順調に進んだ。しかし，1つだけ大きな問題が残っていた。マニュアルがドイツ語版しかないという点である。学生時代に初級ドイツ語をほんの少しかじっただけの私には翻訳など到底できないが，引き受けてくれる人もなかなかみつからなかった。そこで，私の個人的な知人で，ドイツの文化と歴史を専門とされている原田晶子氏に翻訳をお願いすることにした。専門がまったく異なり，しかもご自分の研究と教育で多忙のなか，私たちの無理な依頼を引き受けていただき心から感謝申し上げる。専門的な内容については監修者が十分検討したが，原田氏のわかりやすい日本語訳がなければ本書を完成させることは絶対にできなかった。また，金子書房の亀井千是氏には，本書の計画段階から相談にのっていただいたことに加えて，D-MCTで多用されている図版の著作権の問い合わせ等の大変面倒な事務作業を粘り強く継続していただいた。東京大学大学院総合文化研究科の細野正人氏と石川亮太郎氏，帝京大学の大森哲至氏には準備段階からさまざまな局面で大変お世話になった。合わせてお礼申し上げる。

2．レナ・イェリネク博士について

イェリネク氏は，ハンブルク大学博士課程（心理学）在籍中にオーストラリア・メルボルン大学に留学。ドイツに帰国後，博士号を取得した。博士論文のテーマは「PTSDにおける記憶の断片化について」であった。その後は研究と臨床の両方で経験を積み，2017年からはモリッツ博士とともにハンブルク大学病院の臨床心理学教授として後進の指導にあたっている。D-MCTの臨床研究だけでなく，強迫症やPTSDの心理メカニズムと介入法に関する優れた研究を行っている。

また，彼女はドイツ連邦の「心理学的精神療法家および児童青年精神療法家の職業に関する法律」で定められた国家資格を有する精神療法家である。CBTの専門家としてトレーニングを受けており，研究者として活躍しているだけでなく，大学内外でCBTに基づく臨床を日々実践している。

略歴だけ見るとお堅いシャープな先生を想像しがちだが，陽気で思いやり深く，面倒見がよいので多くの学生から慕われている。上記のように私も大変お世話になっている。ヨーロッパにおけるCBTの影響力は，米英にくらべるとまだ小さいが，学びたいという学生や若い臨床家はここ数年で激増している。イェリネク教授の活動は臨床と研究をリンクさせようとするスタンスで貫かれており，発展可能性が非常に高いため，優秀な人材が今後も多数集まるであろう。モリッツ教授とともに，これからのヨーロッパの臨床心理学を担う人物になるに違いない。

なお，共著者のマリット・ハウシルト氏はハンブルク大学の研究員としてイェリネク，モリッツ両教授と多くの共同研究を行っている。2017年現在は，テルアビブ大学PDでもある。

3．メタ認知とは

メタ認知とは，私たちが日々用いている認知機能の上位にある（＝メタ）認知という意味である。知能や抑うつ気分といった多くの心理学的概念と同じく，実際に目では見えない「構成概念」の一つである。つまり，「これがメタ認知だ」と目の前に示すことはできない。しかし，たとえば，ある歌の曲名を覚えていることはわかっているのに，その具体的な曲名が思い出せないという「tip of tongue

現象」と呼ばれるメタ認知的体験ならば誰にでも経験があるだろう。曲名を覚えているかいないかは記憶という認知機能によるが，この「覚えていることを覚えている」という認識こそメタ認知の存在を表している。

三宮（2008）はメタ認知をメタ認知的知識とメタ認知的活動に分類している（表）。このメタ認知的知識と活動は人の認知活動全体を制御している。

表　メタ認知的活動とメタ認知的知識（三宮［2008］を参考に作成）

メタ認知の分類	内容
メタ認知的活動	・自分の認知過程のモニタリングとコントロール ・上記活動を支える方略に関するスキル
メタ認知的知識	・人変数に関する知識：自分自身，他人，人という概念など，「人」についての知識。 　個人内変数に関する知識：「私は考えることは得意だがそれを表現することが苦手だ」というような個人内での比較にもとづく認知的な傾向や特性についての知識。 　個人間変数に関する知識：「AさんはBさんよりも想像力に富んでいる」といった個人間の比較にもとづく認知的な傾向や特性についての知識。 　一般的な人変数に関する知識：「注意を向けていなかったことは，あまり記憶に残らない」などの人間の認知についての一般的な知識。 ・課題変数に関する知識：「科学論文を読んで理解するほうが，小説を読んで理解するよりも時間がかかる」といった課題の性質が人の認知活動に及ぼす影響についての知識。 ・方略変数に関する知識：目的に応じた効果的な方略の使用についての知識。

メタ認知は人が問題を解決したり学習したりする活動に影響を与えると考えられているため，教育心理学の領域で重視されてきた。何かを学習する際には，具体的な問題を解くことも大切だが，次の5つのメタ認知を理解したり，考えたりしたほうが，より一層学習が深まると考えられている（三宮，2008）。

・なぜかを知ること（なぜ学校が存在するのか？　学ばなければならない理由は？）
・自分を知ること（自分の長所，短所，習慣，関心は何か？　自己評価はどのようにすべきか？）
・違いを知ること（学校の教科はそれぞれ，内容，学習過程，典型的なテスト形式がどのように異なるか？）
・過程を知ること（困難にぶつかったときどうすべきか？　どのような段階が学習課題を達成するために必要か？）
・見直すこと（課題に対して最初に出した答えや草稿はベストだろうか？）

この5つのメタ認知は，教師が一方的に生徒に教えるのではなく，教師も生徒も一緒になって考えるところに意義がある。

これらは学校教育だけでなく医療や心理臨床における心理教育の場面でも同じように重要なはずである。たとえば，うつ病の当事者が何の予備知識もなく脳機能とセロトニンの関係を説明されてもな

かなかすぐには理解できないだろうが，なぜ自分が心理教育を受けなければならないか，なぜうつ病の生物学的な要因について知る必要があるか，などについて事前にしっかり検討したり，自分なりの解答が得られていたりする場合は，うつ病の生物学的理論を自分の症状や状態に正しく関連させて身につけることができるだろう。また，教育現場と同様に，メタ認知的知識や活動を医療者が一方向的に教えたり指示したりするべきではない。このプロセスがD-MCTではきわめて重視されており，それにしたがって各モジュールが構造化され，ディスカッションが進むようになっている。

　一方，臨床心理学の分野では，英国のウェルズらが開発したメタ認知療法[注)]にも注目が集まっている（Wells, 2009）。メタ認知療法では，たとえば，不安を持続させてしまう「心配することは役に立つ」というようなメタ認知的な信念を重視する。これは不適応的なメタ認知的知識とよぶこともできる。また，「くよくよ考える（＝反すうする）」，問題を回避するといった不適応的なメタ認知的活動も重視する。結局，こうしたメタ認知的な知識や活動は問題解決に何の効果もないだけでなく，かえって問題を悪化させてしまう。メタ認知療法ではこうした非機能的な反応パターンを総称して認知注意症候群（Cognitive Attentional Syndrome: CAS）とよび，CASを減弱させて，内的な思考や感情を心のなかの単なる出来事だと認識できるようにすることを介入の目標にしている。本書でも説明されているように，D-MCTはCBTを基礎として開発されたが，デタッチト・マインドフルネスや注意訓練法のような，メタ認知療法の新しい概念や技法も取り入れて，対処法選択の幅を広げている。

注) メタ認知療法とメタ認知トレーニングは対象も方法も異なるが，どちらもMCTと略されるので注意してほしい。

4．D-MCTと本書の利用法

　MCTが対象とする統合失調症では，自らの状態を現実的に検討できない場合もあり，知覚，記憶，注意といった基礎的な認知機能の障害が大きいこともある。したがって，MCTの目標も，参加者が認知のモニタリングやコントロールの技能を確実に獲得することではなく，「自分の認知へ疑いの種をまく」レベルで良いとされている（Moritz et al., 2014）。統合失調症の当事者にとっては，まず自らの認知バイアス（認知の偏り）に気づくことが大切なのである。

　一方，D-MCTが対象とするうつ病患者群は，症状が軽度から中等度，あるいは寛解状態にあって再発を予防したい人たちである。したがって，D-MCTの目標もMCTよりは高く設定されている。うつ病に特徴的な認知に関するメタ認知的知識を獲得して，自らを振り返る（モニターする）ことに加えて，それらをコントロールする方法を学習してメタ認知的活動を実際に行うことが求められる。

　しかしながら，うつ病をもつ人は年齢，性，職業など千差万別であり，症状も，治療目標もさまざまであるから，D-MCTもマニュアル通りに行えば効果がおのずと出るというわけではない。D-MCTの優れている点の1つは，実施上の柔軟性にある。参加者の症状，好奇心，興味，知的能力などに応じて，取り上げるテーマや使用するスライドをトレーナーが取捨選択できるようになっている。また，一方的な「教える／教えられる」という関係よりは，トレーナーも含めたすべての参加者が十

分ディスカッションできることのほうが，治療的意義が大きい。こうした利点をいかんなく発揮するためには，各参加者の症状や特性と，D-MCTマニュアルの両方をトレーナーがしっかり理解していることが重要である。加えて，マニュアルを精読しつつも金科玉条のように扱うのではなく，より有効な介入を実施するための基礎に過ぎないと認識し，参加者に合わせて活用することが大切である。

日本でも多くの有効な治療法が普及するようになったとはいえ，うつ病は当事者とその関係者のウェルビーイングを脅かし続けている。日本語版 D-MCT がうつ病支援にとってさらなる一助になれば幸いである。

※本書を含む D-MCT 全資料の翻訳にかかわる作業には，日本学術振興会科学研究費補助金（基盤研究（B）課題番号15H03455　研究代表者：石垣琢麿）からの支援を受けた。

文献

Moritz, S. & Woodward, T.S. 2007. Metacognitive training in schizophrenia: from basic research to knowledge translation and intervention. *Current Opinion of Psychiatry*, *20*: 619-625.

Moritz, S., Andreou, C., Schneider, B.C., et al. 2014. Sowing the seeds of doubt: a narrative review on metacognitive training in schizophrenia. *Clinical Psychology Review*, *34*: 358-366.

三宮真智子　2008．学習におけるメタ認知と知能．In 三宮真智子編著：メタ認知——学習力を支える高次認知機能．北大路書房．pp.17-37.

Wells, A. 2009. *Metacognitive Therapy for Anxiety and Depression*. The Guilford Press（熊野宏昭・今井正司・境泉洋監訳　2012．メタ認知療法——うつと不安の新しいケースフォーミュレーション．日本評論社）

序　文

　ドイツうつ病支援財団の報告によると，ドイツでは現在約400万人がうつ病の治療を必要としている。うつ病は多くの場合，若い時から再発を繰り返す精神障害である。またWHOによると，世界的に，うつ病は障害の主要原因であり，疾病負担の主要因のひとつである。行動を遂行する能力や社会的関与の低下（例えば，自責の念，社会との接触の喪失，失業など）が生じうるため，うつ病は国家的な問題でもある。

　うつ病の患者に対してさまざまな精神療法的，薬理学的治療が行われているのだが，治療を提供するうえでの重大な欠陥がある。多くの患者は沈黙しており，自ら治療を求めないということが治療の提供を難しくしている。発症からようやく数年後に治療を受けたとしても治療法がガイドラインに沿っていないか，専門的な治療を受けるために数か月待たなければならないというのが現状である。とりわけ，集団療法のようなアクセスの敷居が低い治療はほとんど実施されていない。

　私たちはこの欠陥を解消するためにうつ病のメタ認知トレーニング（D-MCT）を開発した。D-MCTは，アクセスの敷居が低く，内容が標準化されていることが特徴のグループ治療プログラムである。既に効果が実証されている認知的行動療法のテクニックを，ハンブルク大学病院（UKE）精神科・精神療法科の私たち研究チームが開発した統合失調症患者に対するメタ認知トレーニング（MCT）（www.uke.de/mctを参照）の手法に結びつけることによって，患者ができるだけ容易に，早く心理的介入を受けられるようになることを目的にしている。

　D-MCTの主な焦点は，うつ病の発症や持続にとって重要な「思考の歪み」にあてられる。この思考の歪みを，多くの患者は認識していない。トレーニングではこれに的を絞り，体験的に修正する。私たちが目標とするのは，患者の視点を「思考を超えた思考」（＝メタ認知）に向かわせることと，それに関連させて，うつ病へのノーマライゼーションと脱スティグマ化を起こすことである。これによって患者に変化を生み出し，うつ病の症状を全体として改善させる。本書1.7には，D-MCTの有効性に関する臨床研究の結果を掲載しているので参照してほしい。なお，私たちの研究チームでは，強迫症に対するMCTであるmyMCTも開発しており，これもD-MCTと重複する部分がある。

　本書「D-MCTマニュアル」は，うつ病性障害，あるいは抑うつ的な患者を支援している専門家（臨床心理士，作業療法士，看護師など）や，個人精神療法あるいは集団精神療法でD-MCTを使ってみたいと考える専門家のために作成された。このD-MCTは，パワーポイントのスライドで構成されている8つのモジュールと付随資料（参加者のしおり，グループ・ルール，ホームワーク）から成り，各モジュールで使用するすべてのスライドはインターネットから入手可能である。付随資料は本書の

巻末に掲載した。本書ではさらに，具体的な実施ヒントと資料の利用方法も詳しく解説している。

本書には，私たちが5年以上にわたり，外来患者や短期／長期入院患者のグループでD-MCTを実施した経験や，臨床研究で得られた経験が反映されている。

第1章では，まず，うつ病の全般的な情報とその治療法についてまとめている。うつ病に関連する思考の歪みはD-MCTにおけるトレーニングの重点なので，詳しい解説を加えた。

本書の中心は，D-MCTの具体的実施方法の手引きと，推奨すべき方法を紹介することである。そこで，第2章では全体的な概要と実施ヒントについて，第3章では各モジュールに特徴的な内容と実施ヒントについて詳しい説明を加えた。第4章では，D-MCTの資料を個人精神療法に応用する方法が紹介されている。これらを参考にして，読者の皆さんが実施するトレーニングがうまくいくこと，またそれが楽しみながら行われることを心から願っている。

周知のように，誤りは人間的なものであり，誤りに対する寛容さはMCTの基本姿勢でもある。私たちに対しても無論例外ではない。本書に関する皆さんの意見や提案を私たちは歓迎しており，次版が出版される場合には十分反映させたいと考えている。

本書は多くの人々の支援，示唆，励ましがなければ完成できなかった。とりわけ，協力していただいた患者の方々には，心からの感謝を伝えたい。D-MCT参加者から得られた多くの報告は，練習問題の改善に大いに役立った。とりわけ2009年に，トレーニングの発展に重要な刺激を与えてくれたクリスチャン・オッテには感謝したい。その他，マニュアル作成に貢献してくれたUKEの同僚，マルティナ・フィーカー，マイケ・ハルトマン，ビルギット・ホッテンロート，シャルロッテ・ヴィテキントに感謝を伝えたい。また，重要な意見をくれた人々の代表として，フロレンティーナ・ラービック，ザンドラ・レー＝ズィールの名前を挙げたい。ベルツ出版社のアンティエ・ラーデン，アンドレア・チュラーマイヤー，クラウディア・ジルベライゼンの協力にも感謝する。最後に，絶えることのない支援と励ましを与えてくれている私たちのパートナー，家族，友人に感謝する。

2014年秋，ハンブルクにて
レナ・イェリネク，マリット・ハウシルト，シュテフェン・モリッツ

目次

監訳者序文　**i**
序　文　**vi**

第1章　はじめに ……………………………………………………………………………… **1**
　1.1　うつ病とは何か ………………………………………………………………………… **1**
　1.2　うつ病の治療とD-MCT開発の背景 ………………………………………………… **1**
　1.3　うつ病と認知バイアス ………………………………………………………………… **3**
　　1.3.1　CBTにおけるうつ病の典型的な認知バイアス ……………………………… **4**
　　1.3.2　その他の思考の歪み …………………………………………………………… **6**
　1.4　メタ認知：誰もが口にする——しかし，それはいったい何なのか？ ……………… **7**
　1.5　うつ病のための（メタ）認知トレーニングは必要か？ …………………………… **8**
　1.6　D-MCTの内容の概要 ………………………………………………………………… **9**
　1.7　D-MCTの有効性に関する検討 ……………………………………………………… **10**

第2章　適用と実施指針 …………………………………………………………………… **13**
　2.1　適用 ……………………………………………………………………………………… **13**
　2.2　実施のための全般的なヒント ………………………………………………………… **14**
　　2.2.1　全般的なヒント ………………………………………………………………… **14**
　　2.2.2　使用する資料に関するヒント ………………………………………………… **15**
　　2.2.3　トレーニングの反復要素 ……………………………………………………… **18**

第3章　グループ・トレーニングの実施について ……………………………………… **20**
　3.1　トレーニングの一般的な進め方 ……………………………………………………… **20**
　3.2　モジュール1：考え方のかたより1 ………………………………………………… **23**
　3.3　モジュール2：記憶力の低下 ………………………………………………………… **27**
　3.4　モジュール3：考え方のかたより2 ………………………………………………… **34**
　3.5　モジュール4：自尊心の低下 ………………………………………………………… **39**
　3.6　モジュール5：考え方のかたより3 ………………………………………………… **45**
　3.7　モジュール6：不具合な行動とその対策 …………………………………………… **51**
　3.8　モジュール7：考え方のかたより4 ………………………………………………… **56**
　3.9　モジュール8：感情の誤解 …………………………………………………………… **61**

第4章　個人精神療法へのD-MCTの応用 …………………………………………………… 66
　4.1　はじめに ………………………………………………………………………………… 66
　4.2　CBTに基づく個人精神療法への応用 …………………………………………………… 66
　4.3　アセスメントの方法 …………………………………………………………………… 70
　4.4　個人精神療法へ転用するための一般的な実践ヒント ……………………………… 72

付録
　参加者のしおり ……………………………………………………………………………… 75
　グループ・ルール …………………………………………………………………………… 83
　ホームワーク（復習シート） ……………………………………………………………… 84
　　Homework 1　モジュール1——考え方のかたより　1 ………………………………… 84
　　Homework 2　モジュール2——記憶力の低下 ………………………………………… 92
　　Homework 3　モジュール3——考え方のかたより　2 ………………………………… 99
　　Homework 4　モジュール4——自尊心の低下 ………………………………………… 108
　　Homework 5　モジュール5——考え方のかたより　3 ………………………………… 118
　　Homework 6　モジュール6——不具合な行動とその対策 …………………………… 129
　　Homework 7　モジュール7——考え方のかたより　4 ………………………………… 135
　　Homework 8　モジュール8——感情の誤解 …………………………………………… 142
　文献 …………………………………………………………………………………………… 147
　資料ダウンロードについて ………………………………………………………………… 152
　画像著作権 …………………………………………………………………………………… 153
　索引 …………………………………………………………………………………………… 155

＊本書のトレーニングに使用する資料は，ホームページからダウンロードできます。詳しくは
「資料ダウンロードについて」（p.152）をご参照ください。

第 1 章　はじめに

1.1　うつ病とは何か

　単極性うつ病の発症率は総人口の12〜15％，12か月有病率は3〜9％といわれており，世界レベルでもっとも頻度の高い精神障害だと考えられる（Busch et al., 2013; Kessler et al., 2012; Moussavi et al., 2007; Wittchen et al., 2011）。精神障害の国際分類（ICD-10）によれば，単発の「うつ病エピソード」（F32），「反復性うつ病性障害」（F33），「持続性気分（感情）障害」（F34）が単極性うつ病に該当する。主な症状として，抑うつ気分や，明らかな興味と喜びの喪失があり，さらに進んだ精神神経学的症状として，食欲不振や体重減少，睡眠障害，精神運動制止または興奮（焦燥），活力の減退，罪悪感や無価値感，集中困難や決定困難，自殺の観念や行為がある（WHO, 2000）。うつ病をはじめて発症するのは30歳代が圧倒的に多く，それ以降の発症は少ない（Berger et al., 2012）。

　うつ病の症状は，患者や家族の生活の質を低下させ（ten Doesschate et al., 2010），強い苦痛を強いるだけでなく，国民経済にも不利益をもたらす。うつ病にかかった従業員の休業は平均で一年間に35〜50日に達する（Bundespsychotherapeutenkammer, 2010a）。ライン・ヴェストファーレン経済研究所(RWI)の所見通りであれば，費用の総額（治療など直接的費用や，就業不能などにより発生する間接的費用など）は150.5億〜220億ユーロにのぼる（Allianz & RWI, 2011）。

　1.2で詳述するが，患者のうち治療を受ける人は約半数のみである（Kohn et al., 2004; Torres-González, 2009）。したがって，精神科的治療を今までまったく受けていない患者や，十分に受けたことがない患者（例えば，専門医のもとで薬物療法以外の治療や精神療法をほとんど受けたことがない患者）や，発症後かなりの時間が経過した後に治療を受ける患者に対して精神療法を提供するためには，治療に対する新しい考え方が必要となる。新しい方法は，既存の治療法では手が届かなかった「すき間」を埋めることが目標となる。

1.2　うつ病の治療とD-MCT開発の背景

　うつ病に対しては，現在すでに精神療法と薬物療法が効果的に行われているといえるであろう。ドイツ精神医学・精神療法・心身医学会（DGPPN）の「うつ病の治療指針」（DGPPN, 2009）では，軽度から中重度のうつ病には精神療法を，急性で中重度の場合には抗うつ薬による治療を勧めている。ま

た，急性で重度の場合や慢性患者の治療には向精神薬と精神療法を組み合わせた治療を勧告している。一般的には，治療に対する患者の意思が尊重されており，これを「参加型の意思決定」と呼ぶ。

ただし，抗うつ薬に関して2008年に行われたキルシュたちのメタ分析が，従来の見解に対して異論を投げかけたことに注意すべきであろう（Kirsch et al., 2008）。現在の結論では，「抗うつ薬の効果は重度の障害に限定的である」となっているが，その評価は未だ定まらない（うつ病の薬物療法についてのわかりやすい概説書としてはBenkert et al.,［2012］）。

うつ病治療でもっとも普及しており，エビデンスに基づいた精神療法は認知行動療法（以下，CBTと記す）と対人関係療法である（メタ分析についてはJakobsen et al.［2012］を参照）。また，近年のアクセプタンス＆コミットメント・セラピー（Acceptance and Committment Therapy: ACT）（Eifert, 2011），マインドフルネス認知療法（Segal et al., 2008），メタ認知療法（Wells, 2011）のような治療法も重要性を増しており，一部はCBT理論に組み込まれて「第三世代行動療法」とよばれている。

とくにベックによるうつ病のCBT（Beck, et al., 1979）では，非機能的な認知や態度の修正が重要な位置を占める。CBTが効果を発揮した場合，患者の思考の歪みは減少するといわれている（例えば，DeRubeis et al.［1990］；Furlong & Oei［2002］；Kwon & Oei［2003］）。しかし，他の治療法でも非機能的認知は改善する（薬物療法については，たとえばQuilty et al.［2008］）。一般に，思考の歪みの減少は，気分の改善と並行して現れると考えられている（概要についてはGarratt et al.［2007］）。

精神療法のほとんどは個人面接の形で行われているが，集団精神療法は個人面接以上にポジティブな効果が報告されている。集団精神療法については，その医療経済的利点以外にも，集団精神療法独特の付加的な効果がしばしばプラスに作用すると報告されている。例えば，集団精神療法の参加者は，他の参加者との公式／非公式な交流によって相互援助を体験し，社会的なつながりを結び，たがいに学ぶことができる（Bundespsychotherapeutenkammer, 2010b）。

我々が注意しなければならないのは，治療法の一部しか患者が知らないことであり，未治療者の約56％がうつ病に対する基本的な支援すら受けていないにもかかわらず，その状態から専門的治療を始めなければならないことである（Kohn et al., 2004; Torres-González, 2009）。コーンら（Kohn et al., 2004）によれば，ヨーロッパでは約1400万人，アメリカ合衆国では約2000万人が，うつ病を患いながらも治療を受けていない。

このことから，治療導入の新しい方法を開発し，「未治療者を治療すること」を目指す必要が生じている（Hollon et al., 2002; Moritz, Schilling et al., 2012）。その臨床的理由として，未治療期間が長いほど治療効果は減弱し，効果発現も遅くなることが挙げられる（de Diego-Adelino et al., 2010）。また，予約を取っても診察まで通常は数か月間待たなければならないという現実的な問題もある（Bundespsychotherapeutenkammer, 2010b; Kobelt et al., 1998）。したがって，現在の重要な目標は，患者により早く，より信頼できる治療を受けさせることであろう。

現在の治療提供の構造的欠陥を償うためには新しい発想が必要である。ほとんどの集団精神療法の方法論では，毎回の治療が内容的に連鎖して相乗効果をもたらす「クローズド・グループ」を形成するよう求めている。クローズド・グループでの治療は，強い集団凝集性の形成と，取り上げたテーマ

の深い議論を可能とし，とくに後者の機会を参加者に提供できる点は重要である。また，個人精神療法との一番の共通点は，患者のその後の治療（回数）負担を軽減させる点である。しかし，多くの患者は集団精神療法の初回セッションにしか参加しないため，治療が不必要に遅れる場合もある。また，ある参加者の治療が中断されてメンバーに空きができても，待機リストはそのままにしておかなければならないという不都合も生じる。

　現在行われている治療法を補うためには，敷居が低く（実施が容易で，患者にも受け入れられやすいこと），うつ病患者を最初の一歩でスムーズに支援のネットワークに参加させ，うつ病の治療に対する誤った思い込みや偏見を取り除き，羞恥心を克服させるような治療法が必要だが，まだ不十分だといわざるをえない。D-MCTはこの欠陥を補う目的で開発された。

　D-MCT開発の基礎となったのは「統合失調症へのメタ認識トレーニング（MCT）」である（Moritz et al., 2011, 2014; Moritz & Woodward, 2007）。MCTは敷居が低く，遊びの要素を含み，特殊な構造をもち，ノーマライゼーション（症状を病的なものと考えないこと）と脱スティグマ化（症状を特殊な現象と考えないこと）によって特徴づけられている。MCTはうつ病治療のためにも用いることができ，境界性パーソナリティ障害用（B-MCT）（Schilling et al., 2013）や強迫症用（myMCT）（Moritz & Hauschildt, 2012）のツールも開発されている。これらMCTグループにおけるツール間の治療コンセプトには，ある程度重なり合う部分が存在する。その理由は，多くの思考の歪みが診断横断的に存在するからである。MCTグループに含まれるすべてのツールは，その障害とって重要で，それまでの人生経験によって形成された（メタ）認知の歪みと，非機能的な考え方の修正を目指している。思考の歪みによって様々な機能障害が生じることは明らかだが，多くの患者は自らの認知の特徴や特異性をほとんど自覚していない（例えば，Moritz et al. [2004]）。MCTグループ全体として，患者の自己認知を深め，メタ認知（「［患者の］思考を超えた思考」　これについては1.4節とMoritz, Vitzthum et al. [2010]を参照）の強化が目的とされている。患者はこれまでの問題解決行動を批判的に熟考し，修正し，トレーニングの内容を日常生活において実行するよう指導される。

1.3　うつ病と認知バイアス

　うつ病における情報処理の体系的な歪みは認知バイアス（cognitive biases）とよばれる。このバイアスは認知や記憶だけでなく，思考プロセス全体に関係する。

　ラテン語でも慣用句として「Errare humanum est（過ちを犯すことは人間的なことである）」とあるように，認知バイアス自体はけっして病的なものではない。認知バイアスは健康を向上させ，維持させることさえある（例えば，自己奉仕バイアス（selfserving biase）についてはRandjber et al. [2011]などを参照）。うつ病でない人は，試験の合格のような成功体験を自分の努力によると考え（例：「私が教科書を十分理解していたから」），試験の不合格のような失敗体験の原因を他者や環境のせいにする（例：「先生が厳しすぎたから」）という傾向がある。しかし一方で，非機能的で，特定の精神障害と関連する認知バイアスもある（妄想に関しては，例えば，Moritz, Veckenstedt et al. [2010]）。

後述する認知バイアスと非機能的な考え方や態度はうつ病に典型的だと考えられており，うつ病の認知モデルの根拠となっている（例えば，Abramson et al.［1989］；Beck et al.［1979］）。認知バイアスは，認知の脆弱性（認知的素因）という意味で，うつ病に重要な役割を果たしている（概説としてはScher et al.［2005］を参照）。

　うつ病の認知バイアスに関する研究はこの障害を理解するうえで有益であり，この概念のもとに非機能的思考がまとめられている。非機能的思考にはいくつかの種類がある。CBTでは，「うつ病的な」，「誤った」，「不適応的な」思考の歪みが扱われ，「非機能的なスキーマ」や「体系的な推論の偏り」とよばれる思考の歪みも想定されている（Beck et al., 2010）。CBTでは定説となっており，臨床的に顕著で，障害特有の問題と関係する「思考エラー」と，実証的心理学研究が導き出した認知バイアスとを，明確に区別することは発見的で有意義であると思われる。1.3.1では，D-MCTにとって重要な認知バイアスを，実例を挙げて詳しく説明する。典型的な思考エラーについては，関連する認知バイアスの説明から始める。さらに1.3.2では，実証的心理学研究が導き出した認知バイアスについて検討する。

1.3.1　CBTにおけるうつ病の典型的な認知バイアス

　うつ病における認知バイアスの名称やその数は，研究者や臨床家，あるいは使用された尺度により様々である。アーロン・ベックにしたがい，ハウツィンガーは次の「10の思考の歪み」を挙げている（Hautzinger, 2013, p.151）。

ハウツィンガーによる10の思考の歪み

▶白黒思考　　　　　　　　　▶拡大しすぎと値引きしすぎ
▶過度の一般化　　　　　　　▶感情的な推測
▶メンタル・フィルター　　　▶「すべき」思考
▶ポジティブなことへのダメだし　▶レッテル貼り
▶結論の飛躍　　　　　　　　▶個人化

訳注：思考の歪みに関して，本表とこれ以降の訳語は原著ドイツ語とはやや異なるが，D-MCT日本語版のスライドに合わせた。

　概念の混乱を避けるために，本書ではハウツィンガーによる分類を用いる。集団精神療法の手法を用いながら，D-MCTでは認知バイアスが何度も提示される。各モジュールでは1つから2つの認知バイアスを詳しく取り扱う。

　D-MCTでは，ネガティブな結果と推論の誤りをもたらすという意味で「思考の歪み」概念を用いる。「10の思考の歪み」のうち，「過度の一般化」，「メンタル・フィルター」，「ポジティブなことへのダメだし」，「結論の飛躍」，「拡大しすぎと値引きしすぎ」，「『すべき』思考」については，「考え方のかたより（モジュール1，3，5，7）」で詳しく解説し，「白黒思考」と「感情的な推測」についても補足的に言及する。残り2つの思考の歪み，「レッテル貼り」（自分や他人を過度の否定的なレッテルで性急に理解しようとすること。例えば，「私はグラスを割った」と考えずに「私は不器用だ」と考

えてしまうこと）と「個人化」（何の根拠もないのに，ネガティブな出来事に対して責任があると思うこと）については独立したモジュールはないが，「レッテル貼り」は「過度の一般化」のモジュールで，「個人化」は「帰属スタイル」のモジュールで扱われる。

　D-MCTのモジュールで扱う思考の歪みの正確な分類については，1.3.2の表1.1を参照してほしい。

白黒思考　思考の歪みが生じている場合，「白か黒か」という二者択一的な考え方をする傾向がある。要求が100％満たされるか満たされないか，顔が美しいか醜いか，食事がおいしいかまずいか，というように，中程度や途中の段階を考えることなく，両極端な立場をとることをさす。

過度の一般化　一般化が過度になると，個別のネガティブな出来事が失敗の連鎖の一部とみなされてしまう（例えば，Carver & Ganellen [1983]；Carver [1998]；Ganellen [1988]；Watkins et al. [2009] を参照）。患者は失敗を「つねに」とか「一度もない」というような一般化を表すことばで表現することが多い。また，患者の認識全体がネガティブになり，それに伴う宿命論（「私はいつも不運だ」）を強調しがちである。

メンタル・フィルター　ドイツ語には「いつもスープのなかに髪の毛をさがす」という慣用表現があるが，それと同様にメンタル・フィルターを通して個別のネガティブな部分だけを「ろ過」し，そのろ過された細部に注目することを意味する（Hautzinger, 2013）。うつ病の人はネガティブな情報についてばかり考え続ける傾向がある（Gotlib, Krasnoperova et al., 2004; Gotlib, Kasch et al., 2004; Nunn et al., 1997）。あるいは，さらに悪い方向へと転じて考える場合もある（概要については Gotlib & Joormann [2010] を参照）。

ポジティブなことへのダメだし　この思考の歪みは，うつ病に典型的な「ポジティブな情報の無視」や，ネガティブな情報だけに意義を認めるという傾向と関係する（Hautzinger, 2013）。このため患者は，他者からの賞賛やほめ言葉を受け入れることが難しいか，賞賛やほめ言葉の価値を認めない。「ポジティブなことへのダメだし」の存在を裏づけるものとして，「賞賛に対する感受性の低下」（Bogdan & Pizzagalli, 2006; Eshel & Roiser, 2010）がある。つまり，態度がポジティブな強化によって修正されにくく，逆に，ネガティブなフィードバックによる強化が生じやすいという現象である（例えば，Cane & Gotlib [1985]）。

結論の飛躍　ネガティブに偏った推論を裏づける明白な事実がないにもかかわらず，出来事がネガティブに解釈されることである（Hautzinger, 2013）。典型例として，第一に，他者からの自分に対するネガティブな考えを読もうとする「マインド・リーディング／読心」がある（Hautzinger [2013] を参照）。第二に，思考の歪みによる「運命占い」が行われ，破滅的な方向に間違いなく運命づけられていると考える（「運命占い」については Hautzinger [2013] を参照）。うつ病に特徴的な，悲観的な将来への展望に関する研究は多い（例えば，Alloy & Ahrens [1987]；Miranda et al. [2008]；Strunk & Adler [2009]；Strunk et al. [2006]）。

拡大しすぎと値引きしすぎ　自分の誤り，抱えている問題の程度，結果の重大さなどを拡大して考える。同時に，自分の能力をまったく評価しないか値引きしすぎる（Hauzinger, 2013）。うつ病患者は，自分の能力に対して悲観的である（Cane & Gotlib, 1985; Garber & Hollon, 1980）。さらに，問題が自分

と関係ある場合（そして他者には関係ない場合）に，自分をよりネガティブに評価する傾向がある（Hoehn-Hyde et al., 1982）。

感情的な推測　この思考の歪みが生じている場合，推論はネガティブな感情に基づいて行われる。つまり，実際に生じたことへの判断が感情に左右され，その人のなかではそれが当然だとされる（「私は病気なんだ——だから君が私に腹を立てるのも当然だ！」）。

「すべき」思考　完璧主義的な思考スタイルはうつ病の症状を増悪させると考えられている（例えばEgan et al. [2011]; Graham et al [2010] 参照）。「すべき」思考は「〜すべき」，「〜しなければならない」，「〜してはいけない」というようなかたくなで命令的な表現がとられる（Beck et al. [2010] やHautzinger [2013] を参照）。つまり，逸脱が許されないという硬いルールと基準が患者のなかで作りあげられてしまう。また，この思考の歪みでは，過度な一般化と似て，「決して〜ない」や「つねに」を頻繁に使用することで，認知がさらに硬くなる。

帰属スタイル　上記の典型的な思考の歪みに加えて，帰属スタイルが偏ると考えられている（Abramson et al., 1978; Peterson & Seligman, 1984）。ネガティブな出来事を内的要因に，ポジティブな出来事を外的要因に結びつけて考えがちになるため，失敗は自分のせいにして，成功は状況や他者のおかげとしがちである（Ball et al., 2008; Mezulis et al., 2004; Sweeney, et al., 1986）。対照的に，健康な人は，ポジティブな出来事の原因はたいてい自分のせいにして，ネガティブな出来事は外的要因のせいにする（Moritz, Woodward et al., 2007; Randjber et al., 2011）。健康な人の帰属スタイルには自尊心を守る機能があるが，うつ病患者の典型的な帰属スタイルは低い自己評価に基づいている（Abramson et al., 1978; Peterson & Seligman, 1984）。多くの研究において，自尊心の低さとうつ病との関連が証明されてきた（例えば，Franck & De Raedt [2007]，Orth et al. [2009]）。

1.3.2　その他の思考の歪み

典型的な思考の歪みは，その時点で特別な意味をもつ刺激の認知的処理を歪ませる。これまでに説明した思考の歪みと明確に区別できるわけではないが，うつ病では他の思考の歪みも認められる。これには，上位の認知スタイルである「全般的な情報処理」と「情報処理の不足」が含まれる。この理論的背景については後述する。

実証的な基礎研究では，うつ病は全般的な集中力低下や記憶の障害を伴うことが示唆されている（概要については Behlo, Sinnamon & Baune [2011]; Gotlib & Joormann [2010]; McDermott & Ebmeier [2009] を参照）。また，うつ病では記憶の歪みが生じ，ネガティブな気分と一致した出来事をよくおぼえている傾向が強い（概要については Blaney [1986]; Gotlib & Joormann [2010]; Matt et al. [1992] を参照）。記憶の歪みは「誤記憶（false memories）」にもつながる。誤記憶とは，提供されていない情報，つまり実際にはなかったことや，別のことに対する誤った記憶が，正しい記憶だとされてしまうことである。誤記憶は条件が揃えばすべての人間に現れ，必ずしも病的なものではない。しかし，抑うつ状態にある人は健康な人とくらべて，ポジティブ／中立的な情報よりもネガティブな情報を記憶していることが多い（Howe & Malone, 2011; Joormann et al., 2009; Moritz et al., 2008）。

さらに，うつ病では感情認知が歪むことが知られている。うつ病患者は，怒りや悲しみのようなネガティブな感情を表す顔の表情を優先的に情報処理し（Gotlib, Krasnoperova et al., 2004; Leyman et al., 2011)，明らかにポジティブな表情に対してはあまり情報処理を行わない(Joormann & Gotlib, 2006; Yoon et al., 2009)。ネガティブでもポジティブでもない中立的な表情に対しての認知は不正確であり（Douglas & Porter, 2010; Naranjo et al., 2011)，それらはしばしばネガティブな表情として認知される。また，ある表情が多様に解釈できる場合，それをネガティブな表情だと認知する傾向は，うつ病エピソードの反復や治療困難度と相関するといわれている（Bouhuys et al., 1999; Hale et al., 1998)。この思考の歪みは，自分の置かれている状況の評価や社会的相互作用の評価に影響を及ぼすことで，うつ病の発症や持続に重要な役割を演じている。

　すでに述べた思考の歪みとならんで，社会的引きこもりのような非機能的行動パターン（Boivin et al., 1995; Lara et al., 1997; Seidel et al., 2010）もうつ病の重大な増悪要因だと考えられている。非機能的行動はCBTの重要な介入対象（例えば，Jacobson et al.［1996］を参照）だが，近年では，反すうのような認知スタイル（このメタ分析についてはRood et al.［2009］を参照）や思考抑制（例えば，van der Does［2005］）も，うつ病の重要な増悪要因だと考えられるようになっている。

　こうした非機能的な行動や認知（例えば，ひきこもり，反すう，思考抑制）を患者は有効な対処法だと思い込んでいることが多い。したがって，この思い込みを生み出すメタ認知（「気分が良いときだけ他人と会ってもよい」，「反すうすることは問題解決に役立つ」，「私は自分の考えが制御できない」，「ネガティブな考えをしてはならない」）も介入対象にしなければならない（反すうや思考抑制に関する理論的考察についてはMatthews & Wells［2000］; Wells［2011］を参照）。

　メタ認知が修正されたら，患者はもはや非機能的な対処法には手を出さないだろう。そのためD-MCTでは，非機能的な行動と認知，それらに関連するメタ認知は，別々のモジュールで扱われる。

表1.1　D-MCTのトレーニング内容（モジュール）および中心テーマ

番号	モジュール名	中心テーマ（扱われる思考の歪み）
1	考え方のかたより	メンタル・フィルター，過度の一般化
2	記憶力の低下	歪んだ記憶
3	考え方のかたより2	「すべき」思考，ポジティブなことへのダメだし，白黒思考
4	自尊心の低下	完全主義，自己価値の感覚
5	考え方のかたより3	拡大しすぎと値引きしすぎ，うつ病に特徴的な帰属スタイル
6	不具合な行動とその対策	非機能的な対処行動＝社会的ひきこもり，反すう，思考抑制
7	考え方のかたより4	結論への飛躍＝他者の自分に対するネガティブ思考を「読む」，将来を悪く予言する（運命占い）
8	感情の誤解	感情的な認知と感情的な推測

1.4　メタ認知：誰もが口にする――しかし，それはいったい何なのか？

　近年では，「メタ認知」ということばが基礎研究と臨床研究の両方でよく用いられるようになった。

メタ認知（Meta-cognition）とは，ギリシア語の「メタ（超越した）」とラテン語の「コギト（考える）」から派生しており，「思考を超えた思考」を意味する（Moritz, 2008; 2013）。

問題になるのは，メタ認知が多彩で不統一な概念から構成されていることである（Semerari et al., 2012）。ここで，D-MCT の枠組みでメタ認知を理解するために重要な概念を簡単に説明する（Moritz [2013] も参照）。

メタ認知は「メタ記憶」の概念から発展した。1971年にフラヴェルはメタ認知を発達心理学の枠組みで「おそらく，メタ記憶の一種である」と慎重に定義した（Flavell, 1971, p.277）。その後，メタ記憶というキーワードのもとに，記憶に関連する認知的上位プロセスが研究された（例えば，モニタリングとコントロール）。これらはとくに記憶の正確さと鮮明さ，あるいは記憶内容（社会認知の一部も含まれる）に対する確信度に関係する（例えば，Fisher & Wells [2005]，Gauggel [2008]，Lysaker et al. [2010]，Moritz & Woodward [2006] を参照）。

しかしながら，認知的上位プロセスが働くのは記憶だけではない。メタ認知の概念は，「自分の心理プロセスについての知識」として認知プロセス全体に範囲が拡大している（Flavell, 1976）。この概念定義は MCT の基盤となっており（Moritz et al., 2011; 2014），これをもとに D-MCT は開発された（1.2 を参照）。

1.5　うつ病のための（メタ）認知トレーニングは必要か？

D-MCT は，とくに個人精神療法やクローズド・グループにおける集団精神療法の治療コンセプトの構造的問題や，これまでの集団精神療法では重要なメタ認知が言及されないという内容的問題を補い，うつ病治療の機会提供不足を解消するために開発された。

D-MCT は，とくに軽度から中度までのうつ病の人を対象として，敷居が低く，比較的迅速に取り組むことができる治療法である。このトレーニングはそれぞれ独立したモジュールから構成されており，オープン・グループで実施される。そのため，どのモジュールからでも参加できる。D-MCT は所要時間60分間の8つのモジュールからなる（ただし，1.7の予備的研究では，90分間で実施している）。パワーポイント・スライドを提示してトレーニングをサポートする（具体的な実施方法は2.2と第3章を参照）。

内容として重視されているのは，うつ病では頻繁にみられるものの患者本人は意識していない，非機能的な対処法と思考の歪み（例えば，過度の一般化や，ネガティブな出来事がさらにネガティブに色づけされた記憶）への介入である。個人 CBT では治療が進展した段階で初めて無意識的，習慣的な思考が検討される（Beck et al., 2010）が，D-MCT ではむしろ最初から典型的な思考の歪みが紹介され，体験され，思考の歪みを修正することの合理性が伝えられる。様々な実例が提示され，患者はトレーニングやホームワーク（復習シート）を通して，思考の歪みのうちどれが自分にとって重要かを検討し，それを実証する作業を行う。さらに，D-MCT では思考の歪みが繰り返しノーマライズされる（「思考の歪み自体は病的なものではない」）。つまり，すべての人は思考の歪みをもっているが，

そのうちのいくつかはうつ病に典型的だということが伝えられる。

　D-MCTでは多くの例を示しつつ，個人の経験を振り返りながら，患者に自分の思考や認知の歪み，偏った問題解決スタイルなどを認識させ，修正させること。さらに，典型的で非機能的なメタ認知的信念（例えば，「思い悩むことは自分の問題を解決するのに役立つ」）や考え方自体（例えば，ネガティブな思考の抑制）にも患者の注意を向けさせる。この点では，エイドリアン・ウェルズのメタ認知療法（例えば，Wells［2011］，Weber & Exner［2013］を参照）と重なる。非機能的な（メタ）認知や考え方は，まさにメタ認知療法の介入標的である。しかしながら，ウェルズのメタ認知療法とは異なり，D-MCTは「支配的な考え方」やプロセスに焦点をあてるのではなく，むしろ思考の内容を取り上げる（とくに「考え方のかたより」に関するモジュール1，3，5，7）。こうした志向性のため，D-MCTはうつ病の「古典的な」CBTと重なる部分がある。D-MCTでは，CBTで扱われる思考の歪みも意識的に取り上げており，CBTの専門用語も借用している（1.3を参照）。D-MCTはCBTファミリーの発展型だと我々は考えているが，古典的なコンセプトを新しい内容やトレーニングで補完していることに特長がある。

　外来で行われるD-MCTの目的は，たとえモチベーションが低い患者であっても，ポジティブな経験を通して容易に素早く治療システムに参加させることにある。つまり，それ以降の治療に対するモチベーションの強化を意図しているといってもよい。変化のプロセスにきっかけを与え，その後の治療における変化のプロセスを容易にすることに加えて，専門的な治療までの待ち時間を利用して実施することができる。

　入院治療で行われるD-MCTは，うつ病に特化した簡単に実施できる集団精神療法の機会を提供する。D-MCTは他の認知行動療法の技法や，短期入院の治療法と両立可能である。心理教育的介入法と組み合わせても，参加者からクレームが出たことはない。むしろD-MCTは有効な補完法であり，特定の内容の掘り下げができると患者から評価されている。患者のメタ認知的知識（すなわち，思考や認知の歪みに対する知識）の強化に焦点をあてつつ，うつ病エピソードを振り返ることによって，D-MCTは短期入院治療を補完することができる。また，D-MCTのツールは個別治療でも使用可能である（第4章）。

1.6　D-MCTの内容の概要

　D-MCTは次の8つのモジュールから構成されている（モジュールの分類については表1.1を参照）。
▶モジュール1：考え方のかたより1　このモジュールでは最初に，うつ病の症状を増悪させたり持続させたりする可能性のある2つの思考の歪み（メンタル・フィルターと過度の一般化）を扱う。次に，どのようにすればこれらの歪みを積極的に防ぐことができるかが伝えられる（例えば，具体的な状況と結びついた発言，視点の転換，意識的な誇張）。
▶モジュール2：記憶力の低下　このモジュールでは，うつ病と記憶力や集中力との関係を説明する（とくにサーチライトの比喩による注意のコントロール）。さらに，うつ病に典型的な記憶のかたより，

ネガティブな記憶内容の想起，人間全体に共通する無自覚な記憶の誤り（誤記憶）を紹介する。最後に，テーマと結びつく非機能的メタ認知的信念について，その背景を批判的に考察する（例えば，主観的知覚，恐怖，認知症）。

▶モジュール3：**考え方のかたより2**　このモジュールでは，モジュール1に引き続きうつ病を増悪させてしまう思考の歪み（「すべき」思考，白黒思考，ポジティブなことへのダメだし）を扱い，こうした思考形式を積極的に防ぐ対処法が示される（例えば，損益分析，賞賛の承認）。

▶モジュール4：**自尊心の低下**　このモジュールでは自己評価についての考え方と，不当に低い自己評価に基づく認知の問題に取り組む（例えば，完璧主義）。さらに，気分や自己評価を向上させるための認知的対処法について紹介する。この対処法には，自らの自己評価とは異なる視点の導入（棚の比喩），具体的な命名によるリソースの活性化，不公平な比較を明らかにすること，が含まれる。

▶モジュール5：**考え方のかたより3**　このモジュールでは，「拡大しすぎと値引きしすぎ」と，うつ病に特徴的な帰属スタイルが示される。例えば，実際に生じた状況に対するバランスのとれた解釈（複数の要因が同時に作用することや，そのほかの事情を考慮すること）により，ネガティブな思考形式を修正する対処法を示す。

▶モジュール6：**不具合な行動とその対策**　このモジュールでは，うつ病を増悪させる非機能的な行動や思考（反すう，ネガティブ思考の抑制，社会的ひきこもり）への対処法に取り組む。これをサポートする継続的で機能的な行動（とくに短時間の深呼吸-マインドフルネス，行動活性化）も提案する。

▶モジュール7：**考え方のかたより4**　このモジュールでは，うつ病によって生じる，結論の飛躍に基づく思考形式を扱う（マインド・リーディング，運命占い）。例えば，絵画のタイトルを推測するようなトレーニングによって，誤りは誰にでも当然のように起きることを参加者に伝える。さらに，変化へのモチベーションを高めるために，推論の結果が複数存在することを自覚できるように指導する。

▶モジュール8：**感情の誤解**　このモジュールでは，認知はそのときの感情に強く影響されるために，他者の態度やジェスチャーの解釈にも憂うつな気分が影響することを詳細に説明する。何が自分の気分にネガティブな影響を与えるかを明らかにする。感情についての情報（「何に対してポジティブな感情を抱くのか？」）や，それに対する表現，より適切な感情の解釈のための対処法が伝えられる。

これらのモジュールはすべてダウンロードで取得できる。

1.7　D-MCTの有効性に関する検討

2009年に，D-MCT初版の実行可能性に関するデータを集め，忍容性と有効性を高めるための実証研究を始めた。ハンブルク大学病院精神科・精神療法科におけるうつ病特別外来部門にて患者104人を募集した。包含基準は同病院でうつ病（F32-34）と確定診断されていることであった。切迫した自殺衝動のある患者と統合失調症様症状を呈する患者は除外した。グループ・トレーニングの開始前（pre）と終了後（post）に，一連の質問紙への記入を患者に依頼した。質問紙は人口統計学的なデータ

取得と，うつ症状の定量化を目的としていた（使用した尺度は，全般的うつ病尺度 Allgemeine Depressionsskala［ADS-K］: Hautzinger & Bailer, 1993）。さらに，自己価値感（ローゼンバーグ自尊感情尺度：Rosenberg, 1965），反すう（Ruminative Responses Scale: Treynor, Gonzalez & Nolen-Hoeksema, 2003），メタ認知（Metacognitions Questionnaire-30：Wells & Cartwright-Hatton, 2004），うつ病に典型的な思考の歪み（非機能的思考スケール：Hautzinger, Luka & Trautmann, 1985）を使って調査した。これら尺度のいくつかは4.3で詳述する。

トレーニング前後の ADS-K の結果から，症状の有意な軽減が示された。効果量（Cohen's d）は中程度であった。最後の症状評価に参加しなかった患者もいたため，欠測データを直近の先行観測値で補完して解析した(last observation carried forward analysis: LOCF 解析)。その結果，効果量（Cohen's d）は0.56と中程度であった。トレーニング前後で ADS-K に回答できた患者のみ（$n=72$）を対象に分析した結果，$d=0.73$ となり，高い効果量が示された。トレーニング後の症状評価において患者の43.1%は ADS-K のカット・オフ値以下となり，信頼変化指標（Reliable Change Index: RCI）によると患者の56.9%が有意な改善を示した。さらにトレーニング前後で反すうの減少と自己価値感の向上が認められた（効果量は $d=0.26$ と0.64）。

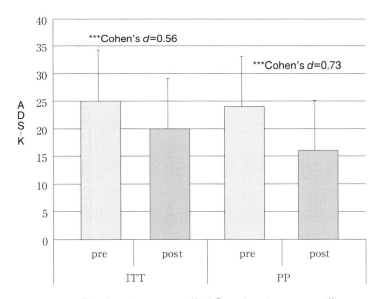

「pre」＝トレーニング前／「post」＝トレーニング後

図1.1 トレーニング前と後で症状評価尺度に回答した D-MCT 参加者の無作為化比較試験（治療意図に基づく解析［ITT］，$n=104$）と治験実施計画書に適合した対象集団（PP）の無作為化比較試験に関する ADS-K の合計点。

D-MCT の満足度アンケートでは，参加者全員がこのトレーニングは役に立ち，意味があったと回答した。また，患者の97%はトレーニングが楽しかったと回答し，すべての患者がトレーニングの意味や目的は明確だったと回答した。患者の94%がこのトレーニングを知人にも勧めたいと回答し，

85％がトレーニングによって自分の精神障害を理解できたと回答した。自由記述欄には，トレーニングの構造（オープン・グループではあるが，ある種の拘束力もあるという混在性）や，雰囲気（「余裕ある作業の雰囲気」「楽しさ」）がとくに肯定的に記述されていた。

　実施したトレーナーからは，D-MCT はうつ病の思考の歪みを標的とした，簡単で応用可能なグループ介入法だと評価された。また，標準化が進めば未経験者でも実施可能という意見もあった。準備や実施のうえでも経済的だと高く評価された。また，他の介入法との組み合わせは容易だが，行動療法の技法とはほとんど重複しないことが明らかとなった。研究結果は雑誌 *Zeitschrift für Psychologie und Psychotherapie* に発表した（Jelinek, Otte, Arlt & Hauschildt, 2013）。

　この予備調査をもとに内容を改訂し，可能な限り完全なものとした。この改訂は，短期入院でのランダム化対照試験（RCT）で用いるマニュアルの基盤となった。この RCT の最初の分析で実行可能性が確認されている。また，ベック抑うつ尺度の結果から，トレーニング前と後の間と，トレーニング前と 6 か月後フォローアップまでの間で，通常治療の対照群と比較して有意な症状改善が認められた（Jelinek, Hauschildt & Moritz., 2014）。

第 2 章　適用と実施指針

2.1　適用

　我々の研究チームによる 5 年以上にわたる D-MCT 実践経験と理論的な考察から，D-MCT を実践する際の注意点を挙げたい。ドイツ精神医学・精神療法・神経学学会の治療指針（DGPPN, 2001）とは異なるが（1.2 参照），向精神薬の使用や D-MCT 以外の精神療法についても検討した。
　D-MCT は様々な治療場面において柔軟に用いることができるが，適用範囲は理解しておく必要がある。

D-MCT の適用範囲
　D-MCT は，参加しやすさ，遊びの要素，高い構造性，CBT の各技法との組み合わせの容易さ，オープン・グループでの実施，などを特長とするため（1.5 参照），D-MCT はとりわけ下記の領域に適していると考えられる。
▶ **どのような診断名の患者に適用できるのか？**　まず D-MCT は，うつ病性障害（大うつ病，気分変調症など）と診断された患者を対象として開発されたが，たとえば不安症でうつ病が併存している場合にも使用できる。ただし，基本的には統合失調症や双極性障害は除外される（統合失調症については 1.2 を参照）。また，例えば神経学的な身体疾患の抑うつ状態に，うつ病性障害の概念をどこまで適用できるかはまだわかっていない。
▶ **最適な実施時期はいつか？**　私見ではあるが，初発の場合や，精神科的に未治療の患者に適している。次に，一般的な精神科的治療で寛解を得た後のアフター・ケアと再発予防に適している（とくに復習シートが役立つ。巻末資料を参照）。
▶ **どのような治療場面で適用できるのか？**　外来あるいは（短期）入院の集団精神療法として用いることができる（個別面接での応用については第 4 章を参照）。「新人」はいつでもグループに参加できるので（オープン構造），外来でも患者を治療システムにすぐにつなげることができる。したがって，専門的な治療までの待機期間に橋渡し的役としても役立つ。あるいは，例えば個人精神療法や専門病院での治療に対する患者のモチベーション向上に適している。入院中の D-MCT は，うつ病に特化した集団療法として CBT への導入という位置づけで実施したり，思考の歪みの修正を行うことで CBT をさらに発展させたりすることができる。さらには，動機づけが低い（変化のない）患者に対して，

遊びの要素をもつトレーニングによって代替治療の機会を提供することができる。また，きわめて短期の入院治療でも，オープン構造の D-MCT はすぐに，容易に，施設側にとってもわずかな負担で実施できる。

D-MCT の限界

▶ 患者が現在，重症のうつ病相にある場合，グループ活動であることとトレーニングの内容が，患者に過剰な負担をかける可能性がある。したがって，患者に集団への適応力と集中力が十分備わっていることを事前に確かめる必要がある。

▶ 切迫した自殺の危険性があると，外来治療での除外基準になる。

▶ 中等度あるいは慢性の場合は，D-MCT は患者を迅速に治療へ参加させるための最初の橋渡し的な介入方法として用いることもできる。しかし，D-MCT を唯一の治療法としたり，個人精神療法の代替としたりして，長期間実施すべきではないと我々は考えている。

2.2 実施のための全般的なヒント

2.2.1 全般的なヒント

トレーニングの頻度

D-MCT は 8 つのモジュールからなる。1 週間に 1 回の頻度で，1 回につき 1 〜 2 個のモジュールを実施することが適切である。1 週間以内に 2 つのモジュールを行う場合は，2 日間連続でトレーニングを設定しないようにする。次回までに前回学んだことを日常生活で試し，ホームワークに取り組む時間が必要だからである。

トレーニングの長さと参加人数

1 回のトレーニングの時間は約 60 分が適当である。円滑なグループ・ディスカッションを可能とするためには，参加者数は 3 〜 10 人が最適である。

トレーニングを行う部屋と設備

トレーニングの実施には，十分な数の椅子が用意された静かな部屋が最適である。プロジェクタを使ってパワーポイントのスライドを白い壁やスクリーンに映写する。壁やスクリーンの前に半円に椅子を並べ，両端にはそれぞれ 1 人ずつトレーナーが座る形が最も良い。こうすれば，すべての参加者からスライドがよく見えて，グループ・ディスカッションへの参加に適切な姿勢が保たれる。

トレーナーの役割

危機的状況（例えば，参加者の 1 人が部屋を急に出ていってしまうような状況）が生じた場合，それに対応してもトレーニングを続けられるように，2 人以上のトレーナーが参加できるとよい。ただ

し，人員に余裕がない場合は，1人のトレーナーだけでトレーニングを行うこともできる。

　トレーナーに必要なことは，患者に対する関心，率直さ，相手を尊重する基本姿勢である。理想的には，うつ病の思考の歪みに詳しく，うつ病の治療経験がある心理士か精神科医が実施すべきである。しかしながら，D-MCT はきわめて構造化されているため，訓練中の心理士や，訓練された他職種でも実施可能である。「誘導発見法」や「ソクラテス的質問」に関する知識，集団精神療法の経験，うつ病の思考の歪みに対する CBT 的対話テクニックの知識，などがあると最適である。

トレーニングの雰囲気

次の内容を考慮すべきである。

▶ **ポジティブな強化をもたらす行動**：友好的で，互いを尊重し，可能ならばユーモアにあふれた雰囲気をつくる。トレーニングは，楽しく，対話形式で，遊びの要素が活用されなければならない。参加者にポジティブな経験を提供するために，できるだけジョークも交える。個人やグループ全体をポジティブに強化するためのあらゆる方法と機会を利用してほしい。

▶ **個別性の重視**：テンポが速すぎるとトレーニングが目的から逸れてしまう。患者のテンポ（たいていは遅れがちになる！）に合わせることが重要である。必ずしも一度にすべての課題を行う必要はない。D-MCT はきわめて構造化されていて，情報伝達や訓練に重点が置かれているが，個人の意見や実例に時間をとることも大切である。学習目標を日常生活に置き換えるためには，参加者の知識や個人的な問題が重要となる（本章の「トレーニングの反復要素」も参照）。

▶ **動機づけ**：参加者によっては，グループで自由に話すことに難しさを感じる人もいる。このような参加者には，イエスかノーで答えられる質問をしたり，挙手で回答させたりして（例えば，「この意見と同じ人は？」，「すでに意見が決まっている人は？」という質問で挙手を促す），共同作業へ参加する勇気をもってもらう。しかし，D-MCT では「話しても黙っていてもよい」ので，積極性を強要してはならない。確実に成果が生じる数名に対してではなく，グループ全体にとって成果を生むように実施しなければならない。トレーナーが不必要に指示的で「教師ぶった」態度をとるようなことは絶対に避けなければならない。なぜなら，D-MCT の本質は，「間違いをポジティブに受け止める文化の形成」だからである（D-MCT では「間違い」が意図的に誘発される）。

▶ **制約**：参加者のコミュニケーションに問題がある場合は，例えば，話を最後まで聞く，他者の意見を尊重する，といった社会的ルールを指摘する。このルールを部屋に貼っておいてもよい（2.2.2. の「グループ・ルール」を参照）。他の参加者に対するあまりにも批判的なコメントは，逆に緊張感をなくしてしまうだろう。自分のことばかり話す参加者には，発言頻度を調整するため，発言を打ち切ったり，名前を呼んで直接注意したりしてもよい。

2.2.2　使用する資料に関するヒント

D-MCT には次の資料が含まれる。

▶ グループ・トレーニング実施ヒント（第 3 章）と各モジュールで使用する資料

▶ D-MCT 参加者のしおり(巻末資料とダウンロード資料を参照)

▶ グループ・ルール(巻末資料とダウンロード資料を参照)

▶ 8つのモジュールに関するパワーポイント・スライド(オンラインですべてのパワーポイントがダウンロード可能)

▶ 8つのホームワークを含む復習シート(巻末資料とダウンロード資料を参照)

　各モジュールを行う前に,参加者に対して重要な点について詳しく説明する。

D-MCT 参加者のしおり　外来でも入院でも,グループ参加のための準備として「D-MCT 参加者のしおり」(巻末資料とダウンロード資料を参照)を,初回参加までに読むよう渡しておく。このしおりによって,患者はD-MCTの理論的背景を知り,情報を得る。

　はじめに,メタ認知トレーニングの基本的な考え方が説明される。続いて,CBTと共通する,思考と行動と気分の関係が解説される(例えば,Schaub et al.[2006]; Stavemann [2014])。

　「あなたの誕生日に,親しい友だちが何の連絡もくれないという状況を想像してみてください」という例に対して,まったく異なる4つの感情と行動の反応が説明される。次に,思考の歪みが紹介される。このしおりはとくに,「考え方のかたより」に関する4つのモジュール(モジュール1, 3, 5, 7)の準備と理解の深化に役立つ。

グループ・ルール　グループ活動に関する一般的な規則を確認しておく(本章,巻末資料,ダウンロード資料を参照)。こうしたルールはグループに指針,凝集性,拘束力を与え,参加者にとって守られた空間を作ることができる。「他の人の話を最後まで聞く」,「『私』を主語にして話す」,「お互いを尊重する」などの「古典的なコミュニケーション・ルール」とならんで,「会話に参加してもよいが,黙っていてもよい」ことも強調する。つまり,どの程度議論に参加するかは参加者自身が決めてよい,ということである。さらに,「間違いを恐れない」ことを必ず伝える。間違いはほとんど不可避であり,D-MCTではかえって歓迎されている。D-MCTでのトレーニングの多く(例えばモジュール2の「記憶力の低下」)は間違いを誘発するよう作られており,最大限の教育効果を引き出すためには参加者を「間違いへ導くこと」が重要なのである。

　その他には,トレーニングの開始前に,セラピストの守秘義務を伝えておくこと,患者にもグループで分かち合われた個人情報を外部に漏らさぬよう確約してもらうこと(「グループ内で語られたことはすべてグループ内にとどめること!」)が重要である。

　欠席する場合は,決められた期限までに連絡するよう指示する。これにより,オープン構造でもグループの凝集性や結束力が保証される。外来治療では,トレーナーは参加者が危機的状況や非常事態に陥ったときに,迅速に対応できるように準備しておく必要がある。これは治療的つながりがこのグループしかないような患者にとってとくに重要である。参加者とトレーナーが個別に話し合うことができる時間をセッション終了後につくるのもよい。

　具体的なグループ・ルールは以下のようなものである。

> **概要**
>
> **グループ・ルール**
> （1）参加者が全員そろって始められるように，開始時間に遅刻しないでください。
> （2）参加者もトレーナーも個人的情報を尊重し，グループ内で話し合われた事柄を口外しないでください。
> （3）全員に発言権があり，また「沈黙権」もあります。何を，どのように，いつ発言するかは，自分で判断してください。
> （4）お互いの意見を尊重してください。もし，他の人の意見に賛成できない場合でも，特定の行動や問題点に焦点をあてて，個人攻撃はしないでください。
> （5）他の人の話をさえぎらないでください。
> （6）発言をするときは，「私は……です」という形の発言をしてください。
> （7）間違えを恐れないでください。このグループ内で間違えたことは大切な学びになります。
> （8）欠席したり早退したりしなくてはならないときは，トレーナーに前もって知らせてください。
> （9）D-MCTについての悩みや質問がある場合（特に外来患者さんの場合）は，セッション直後にトレーナーに伝えてください。

ルールは状況に応じて変更できる（例えば，入院患者には病院・病棟のルールを適用することもできる）。

このルールをトレーニングが行われる部屋に，フリップ・チャートやポスターとして掲示しておいてもよい。必要な場合は，グループ・ルールを初回参加の前に「D-MCT参加者のしおり」と一緒に渡しておき，ときおり（例えば，新しい参加者が加入するとき）セッション開始時に再確認してもよい。

復習シート　モジュールごとに復習シートが用意されている（巻末資料とダウンロード資料を参照）。各復習シートの最後には各回の学習ポイントがまとめられているので，参加者はトレーニングの間にメモをとる必要がなく，トレーニングに集中できる。この用紙を使って，トレーニング後に学んだことをまとめたり，参加できなかったときには基本的な内容を自習したりすることもできる。また，復習シートにはトレーニング後に行うべき多くの練習問題が含まれている。この練習問題は，トレーニングの内容を個人の症状や特徴に合わせて応用するのに役立つ。その際，各モジュールの内容に対応した練習問題の組み合わせ方がポイントとなる。さらに，疑問な点，未解決の問題，次回のトレーニングで報告したい経験などを自由に書き込むスペースも用意されている。

モジュールごとの練習問題を十分行えば，全体に関連する注意事項にも気づくようになるだろう（各モジュールに特有の注意事項はその都度，個別に検討する）。

▶**ホームワークとして与える練習問題の数**：参加者には，さしあたってできるだけ多くのホームワークを行ってもらう。こうすることによって，適切なタイミングで問題が解決される可能性がある。一

方で，ホームワークが多すぎるとまじめな患者の場合は負担過剰になりうるが，おざなりにホームワークをこなす人も出てくるかもしれない。もっとも好ましくないのは，参加者がホームワークをまったくやってこないことである。これを防ぐには，練習問題のすべてをホームワークとして出さないこと，外来・入院別やトレーニング頻度（例えば，週1回か週2回か）をもとにホームワークを決めないこと，が重要である。（短期）入院中の患者はしばしば，他の治療法（とくに個人精神療法）で出されたホームワークがたまってしまうことがある。この場合は，一般的な部分だけを復習したり，1つの練習問題（または，1つの思考の歪み）に限定して復習したりするように指示する。D-MCTを週2回行う場合は，課題を復習シートを読むだけにしてもよい。復習シートを読む際に，参加者は自分にとって重要な練習問題に印をつけておくとよい。D-MCTが唯一の治療法（例えば，外来集団精神療法）であり，週1回の場合は，ホームワークでは複数の練習問題（または複数の思考の歪み）に取り組むよう提案する。トレーニングでは扱わなかった練習問題をトレーニングの後に行うこともできるため，内容を後々定着させることも可能である。

▶**トレーニングの準備と練習問題の選択**：参加者自らが練習問題を選ぶとよい。その際，自分にとって重要なテーマから練習問題を選ぶよう指導する。参加者が各トレーニングの最後に練習問題を決めて，全参加者の前で宣言してもらうとよい（3.1「各回のトレーニングの終了とスライドの省略」を参照）。このことは，ホームワーク実行への拘束力をもたせる。

▶**ホームワークでの疑問に関する話し合い**：ホームワークの結果は次のトレーニングの最初に，手短に話し合う。まとめを読んだときと，練習問題を行ったときに疑問が生じたなら，この振り返りは重要になる。我々の経験では，疑問点や不明な点を参加者にただ尋ねるだけでは不十分である。疑問について十分話し合わないと，参加者は「ホームワークは重要でなく，これ以上ホームワークを行う必要はない」とすぐに考えてしまう。ホームワーク内の設問を選んで，実践したかどうかを手短に質問するだけで，参加者にとってホームワークの重要性が増加する。ただし，参加者全員の疑問を詳細に話し合うには，時間が足りないであろう。

2.2.3 トレーニングの反復要素

参加者への一般的な質問　D-MCTのスライドでは，一般的な質問，例えば「このことを知っていますか？」という質問が繰り返し現れる。これらの質問は，初めて扱う思考の歪みにつながっており，参加者がその情報の重要性を認識するために必要である。さらに，このような一般的な質問は，グループ・ディスカッションを活発にし，凝集性を高めるのに役立つ。トレーナーは，参加者がうなずいたり，首を横に振ったり，挙手したりするよう求めてもよい（「このような考え方をする人を知っている方は，手を挙げてください」）。続いて，参加者に実例を挙げてもらう。この場合は，消極的な参加者も話し合いにできるだけ参加してもらう。（注意：グループ・ルールに従って，参加者が発言しないこともよしとする［「グループ・ルール」を参照］）。参加者全員が順番に自分の考えを手短に話すよう促してもよい。ただしその場合は，参加への圧力をかけ過ぎないよう注意すべきである（時間の制約があるので，大きなグループにはこのような方法を勧めない）。

参加者の実例の扱い　D-MCT のさまざまな箇所で，参加者は自分の例を挙げるよう求められる。個人の実例を取り上げることは，参加者が伝えられた情報を理解したか，その情報を自らの症状・状態に置き換えて考えられているかどうかを判断するのに役立つ。ただし，時間の都合上，各回 1 例だけに制限すべきである。1 人が話す時間制限も必要だろう。他の参加者の話を聞かなかったり，皆の前で恥をかかされたと感じたりすることを避けるため，グループ全体をタイミングよくまとめて，発言者が 1 人の患者に集中しないようにすることも重要である。グループを結束させるためには，次のような質問が役立つ。「これは，誰にとって重要なシチュエーションでしょうか？」，「みなさん，そのように考えていますか？」，「このような状況で，みなさんはこのように考えますか？」，「何か他の見方はあるでしょうか？」。

　参加者の心構えが不十分な場合は，個人的に重要な内容を例に挙げるのは避けるべきである。その内容を他の参加者がネガティブに評価することがあるからだ。個人的に重要な内容を例に挙げることを避ける理由は，そのようなネガティブな評価から各参加者を守ることに加えて，グループ・ルールを守ることにつながるからである。互いに尊重する関係が確立され，十分機能している場合のみ，内気な参加者も積極的に共同作業を行うことができる。

記号　D-MCT では特定の記号がくりかえし使われる。

　新しい対処法への手ほどき

　学習ポイントによる最後のまとめ

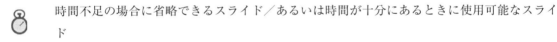　時間不足の場合に省略できるスライド／あるいは時間が十分にあるときに使用可能なスライド

第3章　グループ・トレーニングの実施について

3.1　トレーニングの一般的な進め方

グループ・トレーニングを始める前に

　グループ・トレーニングを始める前に，参加予定者とトレーナーは，電話でもよいので事前に簡単な打ち合わせをしておく。この打ち合わせでは，トレーニングについて「いつ，どこで行われるか，何を持ってくるか」をはっきりさせておく。それ以上に重要なのは，グループ・トレーニングの概要説明である。とくに外来患者の場合は，予想される不安を取り除くことがその後の役に立つ。心理療法家であればよくわかるように，この打ち合わせは参加予定者にとって心理療法家とのファースト・コンタクトかもしれないからだ。うつ病に関する情報が提示されると，多くの患者は心の負担が軽くなったと感じる。練習問題と実例によってトレーニングの内容を明らかにして，参加を勧めるが決して強制ではないと伝えることも参加予定者の負担感を軽くするだろう。「初回はただ聞いているだけでもいいですよ」と伝える。参加予定者に手渡す予備情報として，「D-MCT参加者のしおり」が用意されている（巻末資料とダウンロード資料を参照）。この資料によって参加予定者はD-MCTについて情報を得ることができる。またこのしおりの中でメタ認知の概念が説明され，さらに思考と行為と気分の関係が明らかにされる。うつ病患者の中には集中力や記憶力に問題がある人もいるので，表紙にはトレーニングの場所，時間，連絡先を書き込んでおくとよい。

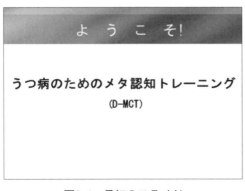

図3.1　最初のスライド

トレーニングの開始

　毎回，歓迎のあいさつ（「図3.1　最初のスライド」を参照）の後，前回の短いまとめとホームワークについて話し合う（2.2.2も参照）。新しい参加者がいる場合，最初に簡単に全員の紹介を行う（ただし，参加者がすでに病棟などで知り合っている場合は，トレーナーのみが自己紹介を行う）。必要なら，とくに重要なグループ・ルールについて述べ，新しい参加者に「しおり」を渡す（グループ・ルールと「しおり」については2.2.2を参照）。続いて，すでに参加している人が

新人に簡単にトレーニングの目的と特徴を説明する（本章の「新しい参加者へのプログラム紹介」を参照）。

新しい参加者がいない場合は今日のトレーニング内容のスライドに移る。

「考え方のかたより」はうつ病とどのように関係しているでしょう？
➤ うつ病の方の多くが，独特な方法で情報を処理しているといわれています。
➤ このうつ病的な考え方のパターンは，現実に基づかなかったり，一方的だったりします。（例：注目するのは自分のエラーだけだったり，状況・出来事・人間関係のちょっとしたマイナス面だけだったりします）。
➤ これを「考え方のかたより」とよびます。これがあると，症状が重くなったり，長い間続いたりしてしまいます。

図3.2 「考え方のかたより」の導入スライド

テーマが「考え方のかたより」に関係するモジュール1，3，5，7では，導入は毎回同じ概説スライド（図3.2）から始まるが，例は各モジュールに合わせたものが提示される。こうした導入方法によって，「考え方のかたより」を合理的かつ反復的に伝えることができる。重要なのは，うつ病の特殊な情報処理は実証されているのだと明確に伝えることである。

さて，「認知バイアス」と「思考エラー」という2つの用語は同じように扱われている（1.3を参照）。しかし，「エラー」はネガティブな意味を含んでいるため「バイアス」のほうが患者に伝える際には良く，「正しい／間違っている」ではなく「有益な・現実的な／あまり有益ではない・非現実的な」ということばを使うべきだと我々は考えている。

もし，新しい参加者がいないセッションが続き，導入部分を繰り返す必要がないときは省略してもよい。導入部分をそのモジュールに特徴的な例の紹介で代替することもできる。

図3.2に関する参加者からの難しい質問

参加者からの質問例：スライドには「このうつ病的な考え方のパターンは，現実に基づかなかったり，一方的だったりします」と書いてあります。これは私が妄想的だということでしょうか？

トレーナーの回答例：いいえ。妄想的だと言っているわけではありません。もし，この括弧の中に書かれていることがあなたにとって普通のことなら，うまくいかない出来事は全部自分のせいだと考えて，罪悪感を抱いてしまうのは当然でしょう。自分にも責任があるのかもしれませんが，他の人や周囲の環境がかかわっている可能性も十分あるのです。たいていは，この3つの要因が相互に影響し合っていますから，すべての可能性を丁寧に調べて，「現実」の姿に近づくようにすべきです。これが今日のモジュールの目的です。

新しい参加者へのプログラム紹介

D-MCTはオープン・グループで行われるため，いつでも新しい参加者がトレーニングに参加できる。新しい参加者がいる場合は，まずメタ認知ということばの意味を説明すべきである（図3.1）。このとき，既に参加している「先輩」に説明を依頼する。その後，必要に応じてトレーナーが補足したり，他のことばでまとめ直したりする。人工衛星のスライドを使って説明することもできる（図3.3）。

「メタ」とはギリシア語で「上位の」という意味である。「認知」は「思考」に置き換えることができるが，注意，記憶，計画立案のような高次の精神的プロセスも含まれる。つまり，メタ認知とは「思考を超えた思考」である。D-MCTでは，問題から距離を置いて，いわゆる「人工衛星の位置」から自らの思考プロセスを眺めることが訓練される。今後の話し合いでは，とりわけうつ病の発症と持続に影響する典型的な思考が話題の中心となる。

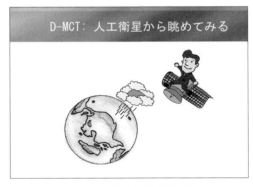

図3.3　人工衛星の位置

「人工衛星の位置」(図3.3)のスライドで，距離をもって観察されている「うつ病」は，悪天気の絵で表現される。

距離をもってうつ病とそれに関連する出来事を眺められるようになるほど，うつ病を上手く扱えるようになる。D-MCTの本質を言い換えれば，それぞれの思考プロセスを実際に体験し，様々な可能性を探索することで，その思考プロセスから生じる問題を効果的に解決する方法をトレーニングする，ということである。

スライド「D-MCTのテーマ」(図3.4)では，D-MCTの内容が紹介される。最も中心的なテーマは，真ん中で低くたれこめた黒雲で描かれた「うつ病」である。個別のテーマはやや薄い色の雲で示され，セッション（モジュール）ごとのテーマとして示されている。D-MCTは全体として8つのモジュールから構成されるが，「考え方のかたより」というテーマは1回おきに繰り返し取り上げられる（モジュール1, 3, 5, 7）。各モジュールのテーマは，背景に太陽のある明るい雲で描かれる。

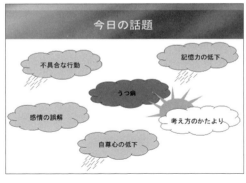

図3.4　D-MCTのテーマ

すべてのテーマが参加者全員にとって同じように重要だというわけではない。D-MCTでは，うつ病の発症と持続に重要だとされている一般的テーマを取り上げる。しかし，人によってその重要性は大きく異なるだろう。ほとんどの参加者は，特定の問題を繰り返してしまう傾向がある。あるテーマについて困っていない人は，そのテーマに関しては有益で機能的な認知を行っている可能性がある。彼らの認知を他の人の前で報告してもらうことはグループ全体にとって有益であろう。そのテーマに関して彼らは他の参加者を支援し，他のテーマでは他の参加者から支援されることになる。

各回のトレーニングの終了とスライドの省略

　毎回のトレーニングは「学習ポイント」をまとめたスライドで終了する。時間の関係ですべてのスライドを紹介できなかったり，すべての課題を行えなかったりした場合でも，適当なところで最後のスライドに移るようにする。理想的には，「学習ポイント」の紹介後に簡単なまとめとして，トレーナーは1〜2個の具体的な質問を参加者に与える。

質問例：
▶「あなたにとって今日一番大事だったことは何ですか？」
▶「今日のトレーニングからあなたは何を得ましたか？」
▶「今日紹介された考え方のどれをあなたは次回までに試してみたいですか？」
▶「どの練習問題をホームワークとして取り組みますか？」

　参加者に変化をもたらす第一歩は，自らの思考の歪みを日常生活で発見することである。したがって，それが可能になるように参加者を支援する必要がある。また，学習した方法をうまく使えなくても参加者が自分を責めないようにトレーナーは注意しなければならない。D-MCTでは，まず自らの思考を意識的に観察できるよう訓練し，次にその思考を修正する方法を訓練する。

　セッションの終わりに，参加者は，そのセッションで取り組んだ内容についての「まとめ」（2.2.2「復習シート」）をもらう。これは，ホームワークとともに，学習内容を深く理解して日常へ応用するために利用される。

3.2　モジュール1：考え方のかたより1

> **概要**
>
> **このモジュールのねらい**
> 次の思考の歪みについて理解し，修正すること。
> 　（1）状況全体のなかでネガティブな側面だけを選択して，過度に強調してしまうこと（メンタル・フィルター）
> 　（2）ネガティブな経験を過度に一般化してしまうこと（過度の一般化）

目的

　このモジュールでは，うつ病に典型的な思考の歪みである「メンタル・フィルター」と「過度の一般化」を具体例に基づいて紹介する。これらは現実的な思考でない（一面的であったり非現実的であったりする）というだけでなく，自分に対するネガティブな思考，感情，行動を生じさせてしまう。ここではネガティブな思考を防ぐための具体的な方法も紹介する。

モジュールと課題

モジュール3, 5, 7と同じ「考え方のかたより」に関する短い導入部から始まる(3.1「トレーニングの開始」を参照)。導入部に続いてこのモジュールに特化された内容に入る。

メンタル・フィルター まず, メンタル・フィルターとは何かについてグループで話し合う。続いてトレーナーがスライドを使って補足説明を行う(スライド9から11)。メンタル・フィルターの概念を説明した後に, 各参加者にとって重要な実例について質問すると良い(スライド12「このように感じていませんか?」と, 2.2.3「参加者への一般的な質問」も参照のこと)。ここで挙げられた例は後で使うことができる。参加者が希望する場合は, トレーナーが具体例を挙げる。例えば, 「10のうち9つがうまくいった, つまり10のうち1つだけがうまくいかなかったと考えてみてください。メンタル・フィルターが働くと, 1つのうまくいかなかったことだけを考えてしまいがちなのです」。

図3.5 メンタル・フィルターの例

スライド13から22は日常で頻繁に体験される例を示している(図3.5)。具体的な状況(「職場の会議で, あなたは自分のアイディアを発表しています。ほとんどの人は耳を傾けてくれていますが, ひとりだけ携帯電話をいじっている人がいます。」)を手掛かりにして, 参加者にメンタル・フィルターの典型例を挙げてもらう(「誰も私の話を聞いてくれない……私のアイディアはつまらないんだ!」)。

メンタル・フィルターが働いた結果(気分, 自尊心, 行動に関する結果)として生じるのは思考の歪みに基づいたネガティブな現実検討と評価だが, それとは別の, 役に立つ考え方を挙げて(例えば, 「何人かは質問をしてくれたから, 聞いてくれていたはずだ」,「全員が私のアイディアをおもしろいとは思わないだろう」,「あの人は, 会議中に携帯電話をいじっていることが多い」), その結果(気分, 自尊心, 行動に関する結果)を考えることが参加者に求められる。

こうした例を説明する際には, 状況に対するその人の評価(考え方, 認知)が, 状況自体や気分, あるいは行動よりも重要であることを明示する。このことは, 例が「時代に合わない」,「時代遅れだ」と参加者が言う場合(例えば「会議の最中でもスマートフォンでEメールをチェックするのは私たちの会社では当たり前のことで, そんなことで意気消沈することはない」)に役立つだろう。また, 思考と感情の関係を再び明らかにするためにも役立つ(「携帯をいじるのは, 私が退屈にさせたからだ」vs「携帯を使うのは普通のことだ」)。例は必要に応じて変えても良い(「職場の会議で, あなたは自分のアイディアを発表しています。ほとんどの人は耳を傾けてくれていますが, ひとりだけあくびをしている人がいます」)。

参加者が通院中か入院中かによって, 例(職場でのプレゼン)がどの参加者に当てはまるかを確認しておく。もし, 参加者全員に職がない場合のように, 例に挙げられた状況が参加者にとって意味がないなら, 例を現在の状況に置き換えても良い(例えば, 「私がD-MCTのセッションで話しているの

に，携帯をいじっている人がいる」）。ここでもメンタル・フィルターによる評価（例えば，「誰も私の話を聞いてくれない……私の話はつまらないんだ！」）と，それとは別の，役に立つ評価（例えば，「質問してくれた人もいるし，他の人たちも私の話を聞きながら頷いてくれていた。ただひとりだけが携帯をいじっていた」）が考えられるだろう。

　スライドで示された例に続いて，次は参加者自身の例について，これまでとは別の，役に立つ評価を検討する（スライド23と24）。個人的体験を検討することで参加者は多くの利益を得ることができる。ここでは複数の例を検討するために十分な時間を取るべきである。もし，参加者から具体例が挙がらなかったら，スライドの例に戻っても良い。

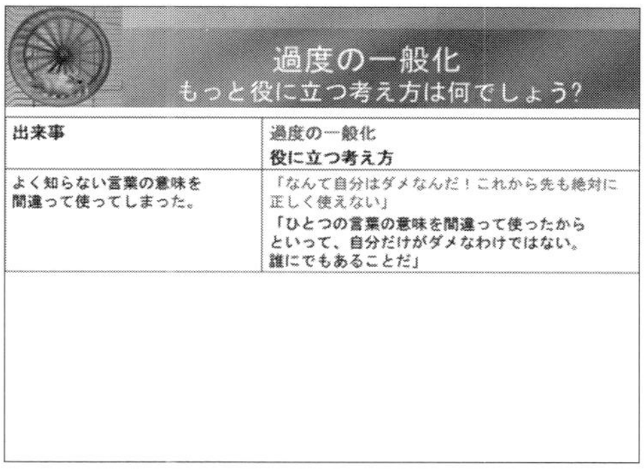

過度の一般化　次に，「過度の一般化」について導入する（スライド25から27）。まず「過度の一般化」の概念を紹介し，参加者にこのような考え方をした経験の有無を尋ねる。できるだけ具体的で，後で再び取り上げることができるような例を挙げると効果的である。続いて，さらに深化させるため，「よく知らない言葉の意味を間違って使ってしまった」（図3.6）という例に取り組む。

　ここでは，役に立つ評価を参加者全員で検討する前に，まず思考の歪みに基づいた評価をするよう求める（スライド28から30）。続いて，参加者の思考の歪みに関する例について話し合う（スライド31）。

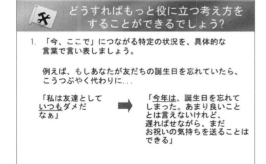

図3.6　過度の一般化の例

問題の対処法

　次に，対処法に取り組む。すなわち，「今，ここで」につながる具体的な言葉で語ること，立ち位置を変えること，わざと誇張することなどを，例をてがかりにしてトレーニングする（スライド32から48）。始める前に，考え方を変えるために役立つ方法を知っているかどうかを質問する（スライド33）。これらの思考の歪みが自分にはあてはまらないと言う参加者には，どのようにして役に立つ評価を獲得したのか（何らかの資源の利用や有益な体験などの有無）を質問する。理想的には，各参加者が対処法をたくさん挙げて，最終的には思考の歪みを積極的に防ぐ方法が示されると良い。

「今，ここで」につながる具体的な言葉で語ること
過去や未来に対する「過度の一般化」の表現（例えば「一度うまくいかなければ，いつもうまくいかない」）を，具体的で状況に特化した表現（「今日失敗したのは特別なことだからだ」）に直す。また，「過度の一般化」を促してしまう「決して～ない」や「いつも～だ」と

図3.7　「今、ここで」につながる対処法の例

いう表現の代わりに，自らの「今，ここで」につながる言葉や評価を多用する（図3.7，スライド34から36）。

立ち位置を変えること　頑固で自動化された評価でも，立ち位置を変えること（視点の変換）によって修正できる（スライド37から44）。これは次の問いかけで促すことができる。「みんなが私と同じように考えるだろうか？」，「他の人たち（あるいは特定の人物）ならどのように状況を評価するだろうか？」。また，「友だちが私の立場だったら，私はその友だちに何と言うだろうか？」という問いかけも視点の転換に役立つ。この質問によって，うつ病の人は自分よりも他の人に対して寛容であることがわかる。視点の転換の目的は，自分自身にも寛容になることである。このとき，ほとんどの参加者がすでにもっている資源（他者に対する共感や思いやり，大切な友だち関係，など）を利用する。

わざと誇張すること　補足的な方法として，「逆説的な方法——わざと誇張すること」を紹介する（スライド46）。これは，自分の思考の歪みをわざと誇張することでユーモラスなものにしてしまい，問題と距離を取るメタ行動を促進することを目的としている。スライド47と48では例を使って説明される。ここでは，「星」（訳者注：クリスマスに飾られる，藁でできた星形の飾りつけ）の自作に失敗したことで生じた「私は失敗ばかりする人間だ。何ひとつとしてきちんとできない。クリスマスは台無しだ」という非機能的な評価を，参加者と一緒にわざと誇張してみる。例えば，「ある友人がゆがんだ星を見つけ，『伝統的で陳腐な行事』に対するあなたの創造的な作品に大喜びし，その星を大量生産するよう薦めました。あなたの装飾法は大人気となり，今や国全体で，ゆがんだ星をクリスマスツリーに飾るようになっています」。

　しかしながら，どの方法もすべての参加者，あらゆる状況にあてはまるわけではない。視点の転換は多くの人が有効だと考えるが，わざと誇張する方法は，さほど苦しくない状況に対処するために選ばれやすい。また，日常で試すためには，1つか2つの方法だけを参加者に勧める方が良い（第2章「復習シート」を参照）。最後に，このモジュールの内容が「学習ポイント」でまとめられる（スライド49から54）。

一般的なアドヴァイス

　紹介した対処法のすべてを短時間で実行に移すことが目的ではない。むしろ，そのうちのいくつかだけを試してみたり練習したりすることの方が重要である。これは，トレーナーの要求が過剰になって参加者のフラストレーションが増加することを防ぐためである。多くの対処法を1回だけやってみたり，いい加減に行ってみたりするよりも，1つの対処法に絞って何回か練習して，それに習熟する方が良い。さらに重要，かつ参加者に繰り返し伝えなければならないことは，何事においても変化は多くの苦労を伴い，多くの練習を必要とするということだ。ドイツには「練習はマイスター（巨匠）をつくる」ということわざがある。これは思考上の変化でも同じである。「外国語の学習は，最初は理屈っぽくて苦労が多いが，日々訓練して使っていると，だんだん流ちょうになり，使うのも楽になっていく」ということと似ている。重要な第一歩は，思考の歪みを日常で気づくことである！

特別なアドヴァイス

D-MCTでは具体的な解決方法がスライドで示されている。不慣れなトレーナーは，この解決方法を唯一，あるいは最善の方法として参加者に示しがちだが，そうではない。それ以外の適切な解決方法を参加者が提案してくれることも多い。D-MCTでは，参加者が常にポジティブな体験のもとで自己効力感を高めることが重要である。したがって，別の解決方法を検討することに時間を惜しんではならない。もし，トレーナーがスライドの解決方法の方が適切だと思うなら，参加者に率直にそう伝えればよい！

参加者からの難しい質問

参加者からの質問例：「過度の一般化」とハムスターの回し車（スライド25から31）とは，どのような関係があるのですか？

トレーナーの回答例：「過度の一般化」とは，1つのネガティブな結果を，延々と続く失敗の一部とみなすことです。スライドの回し車は，エンドレスにみえる失敗の連鎖から逃れることが，一見するととても難しくみえることを意味しています。しかし，実際は次のスライドにあるように——ハムスターが回し車から降りられるのと同じく——いつでも逃れることができる，ということも意味しています。

復習シートに関するヒント

復習シート（巻末資料を参照）には，モジュールで検討した内容が別の例で示されている。メンタル・フィルターと「過度の一般化」の両方を1つの例で理解し，これらの思考の歪みを適切に修正するために用いられる。モジュールで紹介された方法（「今，ここで」につながる具体的な言葉で語ること，立ち位置を変えること，わざと誇張すること）を「過度の一般化」の例から深化させる。最終的に，新しい思考の歪みへ応用するよう導かれる。理解を深めるために，練習問題は記述式になっている。トレーナーからの要求が過剰になったり，ホームワークが通り一遍の作業になったりすることを防ぐため，参加者にはメンタル・フィルターと「過度の一般化」のどちらかだけを復習するよう指示しても良い。

3.3　モジュール2：記憶力の低下

概要

このモジュールのねらい

（1）うつ病に関連する記憶と注意力の問題を取り上げてノーマライゼーションを行う。

（2）記憶の歪み（「今の気分と一致した記憶」，「灰色のメガネから見ることによる記憶ちがい」）への敏感さを養う。

目的

　このモジュールでは記憶と注意力の問題に取り組む。記憶と注意力の障害は一時的にせよ思考を阻害するので，患者の不安を高める。記憶ちがいの成り立ちを説明しながら，問題のノーマライゼーションを行う。このモジュールの目的は，適切な情報を提供することによって，例えば，記憶障害が一生続くのではないかという不安による苦痛を和らげることにある。また，参加者は事例を通しての話し合いや課題を行うことによって，記憶が主観的なものであることを理解できるようになる。

　私たちの記憶機能は一種のシステムであって，ビデオカメラではないという認知心理学的知見に基づいて，気分と一致した記憶（ネガティブに強調された記憶）や記憶ちがいの意味とその結果が示される（これらはうつ病的情報処理の例として挙げられる）。スライド「記憶ちがい！」の導入部分では，記憶ちがいは「以前に体験した状況と類似した」状況で生じやすいと説明される。つまり，類似した状況では常に，最初に下した判断を批判的に再検討することが必要なのである。最後に，記憶ちがいをなくすための具体的な方法を紹介する（「日常生活で記憶ちがいを防止するには？」。例えば，特定の場所に物を置くこと，スケジュールをシステム化すること，メモ帳とペンを持ち歩くこと）。

モジュールと課題

注意力と記憶力の問題　モジュールは，うつ病と記憶力がどのように関連するのかという質問から始まる。まず，注意力と記憶力の問題がうつ病ではよくみられること，次に，注意力の障害はうつ病の診断基準に含まれると説明される（スライド6と7）。これらは参加者自身に生じている注意力と記憶力の問題を探るために役立つ。「あなたはそう感じたことがありますか？」という質問も有効である。セッション中に参加者の実例を繰り返し取り上げることによって，問題をより詳しく探ることができる。

　参加者の体験を尋ねる質問としては，次のようなものがある。

▶まったく集中できないとか，集中するのが難しいとかという悩みが現在ありますか？　どんなことですか？　それは例えば，テレビを観たり，本を読んだり，会話したりすることについてですか？
▶どのくらいの間，集中できますか？　映画やテレビ番組を最後まで観ることができますか？
▶探しものをしたり，物をどこに置いたか忘れてしまったりすることがしょっちゅうありますか？　忘れてしまう物は何ですか？　それは例えば，鍵や小銭ですか？
▶何かを忘れるということが何度もありますか？　何についてですか？　それは例えば，待ち合わせの約束や買い物のメモですか？
▶家族や友だちもあなたの忘れっぽさに気づいていますか？　それを指摘されたことはありますか？
▶あなたはどのようにその問題を理解していますか？　何か恐れていることはありますか？　それは例えば，認知症になるのではないかという不安ですか？

　これらは話し合いを始めるための問題提起に過ぎないので，すべての質問を行う必要はない。これらの質問に関連するテーマ（例えば，認知症になるのではないかという不安）は後で再度取り上げる。

記憶力の限界　「記憶力の限界」は，「全てを記憶することは理論的に可能でしょうか？」と，「私の話

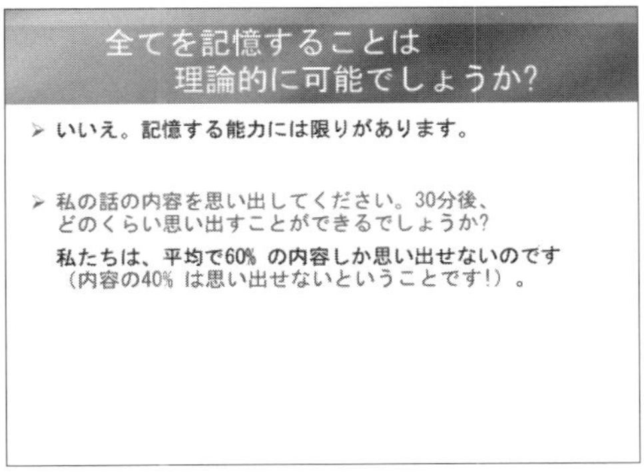

の内容を思い出してください。30分後，どのくらい思い出すことができるでしょうか？」という2つの質問から始まる（図3.8，スライド8から11）。

「全てを記憶することは可能である」という非機能的なメタ認知を防ぐために，参加者に記憶力の限界に関する情報を伝える。続いて，記憶力に限界があることの利点と欠点を検討する（例えば，「関係のない情報を蓄えない」vs「重要な情報も失われる」：スライド13から16）。

記憶ちがいの影響　スライド17では記憶の練習が予告される。続いて，可能な限り多くの情報を記憶してみるために，複雑な場面を正確に記憶するという課題（スライド18）が参加者に与えられる。このトレーニングの目的は，参加者が記憶ちがいを体験し，その影響を十分理解することである。導入として，いくつかの物品（スライドでは折りたたみテーブルや自転車など）が描かれているキャンプ旅行の絵を，約10〜20秒間提示する（スライド19）。提示時間はグループの練習のレベルに応じて設定する。この場面で当然あるだろうと予想されるもの（日よけやテーブルクロス）は描か

図3.8　記憶力の限界への導入

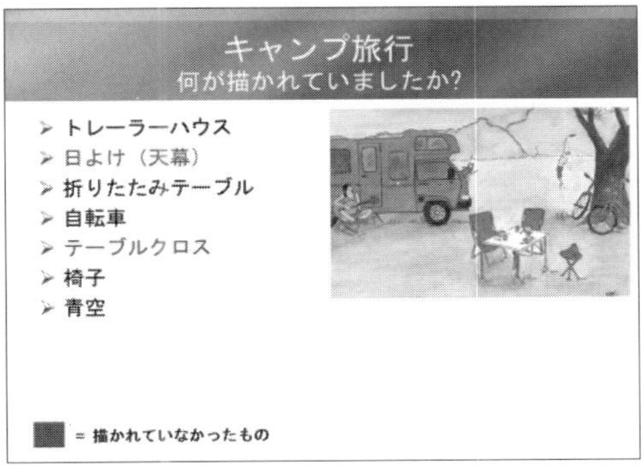

図3.9　記憶ちがいの影響に関する練習

れていない。参加者に，まず絵をしっかり観察するよう求める。次に，リストに記された各物品について，先に見た絵に描かれていたかどうかを質問する（「何が描かれていましたか？」：スライド20）。次のスライドで解答が示される（図3.9，スライド21）。

多くの参加者が日よけやテーブルクロスが描かれていたと間違って報告するので，記憶ちがいは本当に生じうることが確認できる。

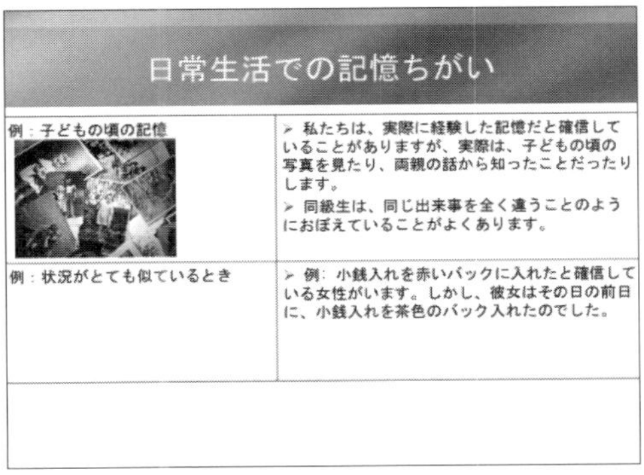

次の例でも同じことが生じる（スライド22から24）。この騎士と王女とドラゴンが描かれている絵では，騎士は（槍ではなく）剣を携え，ドラゴンは（口から血が滴っているだけにもかかわらず）火を吐いていると，間違って記憶される。次のスライド（スライド25から28）では，この現象の原因が，私たちの記憶は「論理的に」補われているからだと説明される。次のスライド（スライド29から30）では，記憶ちがいが起こりやすい，日常生活での典型的な状況が示される（例えば，似たような状況の子どもの頃の記憶：図3.10）。

図3.10　日常生活で生じやすい記憶ちがいの例

この練習によって新たに生じうる非機能的なメタ認知（「自分の記憶は信用できない」）を防ぐために，スライド「では，自分の記憶を二度と信用してはいけないのですか？」で注意が促される（スライド31から33）。ここでは，記憶ちがいは人間ならば当然の現象であり，全ての人間に生じることが強調される。また，性急に判断すべきではないということも伝えられる（3.8のモジュール7「結論の飛躍」と類似している）。

注意力と記憶力の関係　次に，注意力と記憶力の関係が説明される。「集中できないと，なぜ記憶できないのでしょう？」という質問から始まる。例として，参加者に「算数の問題」をやってもらう。トレーナーが参加者の前で問題を読み上げる（スライド36）

＜算数の問題＞
バスが中央駅を出発しました。その時は誰もバスに乗っていませんでした。最初のバス停で5人が乗りました。次のバス停で4人が乗り，2人が降りました。その次のバス停で，1人乗りました。次に，6人の乗客が乗りました。その次のバス停では8人が降り，3人が乗りました。そして最後のバス停では，2人の乗客がバスを降りました。

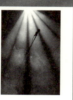

図3.11　選択的注意に関する心理教育

長めにスライドを提示して「回答の準備はできましたか？」と尋ねても良い。バスの乗客数ではなく，バス停の数について問われると参加者は驚くだろう。参加者にとって問題自体は簡単なはずだが，正解できる人はほぼいない。参加者の注意がバス停の数に向けられていなかったためである。参加者が意表を突かれて驚くと，注意力と記憶力の関係や，記憶の難しさの原因の理解が深まる。人はすべてに注意を向けることはできないので，選択したものだけが正確に記憶される。このことはスポットライトの例を使って説明するとわかりやすい。スポットライトは，まさに人間の注意のように，同時に少数の物にしか光をあてられず，他はすべて「暗闇」になり見えなくなる（図3.11，スライド39から42）。

この「算数の問題」の意味は，私たちは乗り降りした客に対してか，バス停の数に対してかのどちらかにしか注意を向けることができないということにある。次のスライドのように，うつ病の場合もこれによく似ている（スライド43から45）。うつ病は，認知的には反すうをともない，気分としては不安をともなうため，こうした内部プロセスに意識が集中してしまい，その他の周囲のものごとへの注意が欠けてしまうので後で思い出すことができない。

認知症への不安　続いて，記憶の障害が認知症の初期症状ではないかという不安に焦点があてられる（スライド46）。この時点で記憶に関する情報はいくつか伝達済みだが，最初に参加者が挙げた記憶の問題や，それに関連する不安（例えば，「私はアルツハイマー病になってしまったのだろうか？」）を

再び話題にすることには意味がある。多くの人が抱くこうした不安は強い苦痛を伴うからである。

　うつ病における記憶力の問題は一時的なものだと伝える。認知症では，日常生活でも新たな出来事を記憶することができず，場合によっては記憶をすべて失ってしまうが，うつ病の記憶力の問題は認知症ほど顕著ではない。うつ病では認知症のような「忘れる」ことではなく，受け取るべき刺激や情報の量が減少することに関係する。これを説明するためにスポットライトのたとえを再び取り上げても良い。反すうや不安のような内部プロセスへの注意の集中に加えて，受け取るべき情報量の減少は，うつ病の典型的症状である動機や意欲の低下によっても生じる。

> ！
>
> うつ病が改善すれば，記憶の問題は解消される。

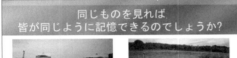
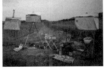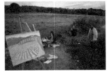

図3.12　3人の画家が描いた同じ風景

主観的知覚とうつ病　次に，記憶内容に対する気分の影響を扱う。トレーニングによって，知覚は人によって異なることや，自分にとって重要な出来事が記憶されやすいことが明らかになる（図3.12，スライド51から53）。

　3枚の絵を提示し，これらの強調点，相違点，共通点についてディスカッションする。参加者はすぐに視点，色彩，細部の正確性の相違に気づくが，必要ならば次のスライドで補足する（図3.13）。

　議論が十分深まっていればこのスライドは必要ない。相違点をすべて指摘することではなく，認識は人によって異なるのだと理解することが重要である。私たちが覚えたことや覚えた方法でしか絵を描けないように，以前に覚えたことや覚えた方法でしか記憶できない。また，これには「自分にとって重要か否か」が深く関係する。そのため，状況が同じであっても，人それぞれが全く異なる記憶を持つことになる。

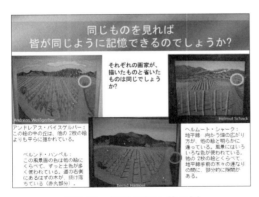

図3.13　知覚の個人差の例

気分と記憶　スライド54から57では，気分と記憶との関係が説明される。「一般的に，私たちは個人的に意味のある情報に注意を向けます」（「今の自分の感情にぴったりくる」かどうか）。現在の自分の気分が記憶に影響を与える。スライド58から61「気分，記憶，うつ病との間にどんな関係があるのでしょう」で，「抑うつ気分になると，嫌な出来事を思い出しやすくなります――楽しかったことや，感情と無関係な出来事は思い出しづらくなります」と再度説明される。「クラシックのコンサートの最中に携帯電話が鳴ってしまいました。その悪い思い出はよみが

えるのですが，音楽のことは思い出せません」という例を示し，参加者にも同じような経験があるかどうかを質問する。さらに「灰色のメガネから見た記憶」をうつ病との関連で説明する（スライド62から63）。

対処法　最後に，対処法を検討する。

（1）うつ病でネガティブな記憶が優先されてしまうことへの対処（「どんな対策があるでしょう？」：スライド64）

（2）記憶力と注意力の問題への対処（「日常生活で記憶違いを防止するには？」：スライド66）

　参加者からの提案は，続くスライド（スライド65，67から73）で補う（【概要　このモジュールのねらい】を参照）。最後に，「学習ポイント」で内容をまとめる（スライド74から79）。

> **学習ポイント**
>
> （1）日々の生活で起きる良い出来事を，もっと記憶していられるように練習しましょう。たとえば，その日にあった良いことを毎晩記録する「良いこと日記」をつけるようにしてみましょう。
>
> （2）できるだけ，日常のスケジュールをシステム化すること。行動をルーチン化するほど，物忘れのリスクは減ります。
>
> （3）「整理整頓」も，物忘れ防止に役立ちます。特定の場所に物を置けば，どこにあるのかをよくおぼえられ，必要な物をもっと早く見つけることができます。
>
> （4）最適な場所に，その物を思い出す手がかりを置いてみる（例：服薬計画表を冷蔵庫や洗面所の鏡の横に貼っておく，持っていく物を玄関に置くなど）。
>
> （5）予約を書き込むためのカレンダーや，記憶サポートグッズを利用しましょう（例：スマートフォンのお知らせ機能）。
>
> （6）重要なことをノートに書きとめられるように（たとえば，「やること」リスト），いつもメモ帳（あるいは，小さいカレンダー）とペンを持ち歩くクセを身につけましょう。
>
> （7）書きとめたいことがあるのに筆記用具がないときは，その内容と別の物事とを結びつけておぼえるようにしてみてください（例：ハンカチに結び目を作る，指輪をちがう指にはめる，石をポケットに入れる）。
>
> （8）覚えるとき，いろいろな感覚と手段を使うようにすれば，もっと記憶に残るようになります。したがって，聞く，見る，話し合う，応用するというさまざまな「ルート」を使うようにしてみましょう。

一般的なアドヴァイス

　記憶ちがいは誰にでも生じると伝えることは重要である。うつ病に特徴的なのは記憶ちがいではなく，記憶が「灰色のメガネを通したネガティブな色に」染められてしまうことである。自分の記憶の全てを疑う必要ない！　このモジュールでは，このような疑念や不安を解消するために十分な時間

を取るようにしたい。

特別なアドヴァイス

　記憶ちがいの影響について明らかにするため，2枚の絵を示す（スライド19と22）。それぞれ何が描かれていたかを検討する（回答は挙手でも良い）。トレーナーは参加者に，自分の記憶の正確さについて質問する（例えば，描かれていたものの色や位置について尋ねる）。正しい記憶は「鮮明で細部まで豊かに覚えられている」ことが多い。ディスカッションした後に，参加者の記憶の正確性を確かめるため，絵を再度提示する。トレーナーは参加者が間違ったとしても，彼らの集中力，記憶力，努力に対して，肯定的に反応したり称賛したりしなければならない。

参加者からの難しい質問

参加者からの質問例　うつ病になると必ず認知症になるのでしょうか？　うつ病では認知の異常が生じやすいと新聞に書かれていましたが。

トレーナーの回答例　うつ病が認知症を引き起こすという明らかな証拠はありません。しかし，うつ症状が認知症の初期症状である可能性はゼロとは言えず，高齢者ではうつ症状に引き続いて認知症の症状が現れることがあります。また，精神的な能力が低下すると，当然のことながら，気分も落ち込むでしょう。したがって，高齢者にうつ症状がある場合は，時間をあけて何回か心理検査を受けることをお勧めします。しかし，このような研究結果は，集団にはあてはまりますが，特定の個人の未来を予測することはできません。

参照資料

　いくつかの練習問題と図版は，統合失調症のための MCT から借用した（Moritz, Vitzthum et al., 2013, www.uke.de/mct）。

復習シートに関するヒント

　ホームワーク（巻末資料を参照）の最初の部分は，このモジュールのまとめである。続いて，注意力や記憶力の問題を改善させるための対処法を自分で選ぶように指示する。3つの課題のうち1つを選んで，ホームワークを減らしても良い。

3.4　モジュール3：考え方のかたより2

> **概要**
>
> **このモジュールのねらい**
> 次の3つの項目を検討する。
> （1）厳格なルールや高い基準を頑なに守ろうとするのはなぜか？
> （2）完璧にできなければ完全に失敗なのか（白黒思考）？　適切な評価基準とは何か？
> （3）ポジティブな経験や結果を軽くみたり否定したりしていないか？　例えば，困難な状況でも自分に対する称賛を受け入れることの意味は何か？

目的

　このモジュールの冒頭で，うつ病に典型的な2つの思考の歪みが紹介される（「『すべき』思考」と「ポジティブなことへのダメだし」）。さまざまな練習問題と例から，まず完全主義によって生じる「すべき」思考に疑問を投げかける。高い基準を設定して厳格なルールに従おうとするとうつ病が増悪する可能性があることを確認する。

　D-MCTでは時間の関係で，高い基準を設定してしまう「すべき」思考は，他のテキストでは別の思考の歪みとして説明されることが多い白黒思考と一緒に提示される。

　このモジュールでは，参加者が自分の高い基準設定の原因を考えるための情報を与える。それが生じてしまう理由と修正する方法が説明されるが，現にうつ病を発症している場合は，自分の能力に対する公平なモノサシを設定することが目的となる。「ポジティブなことへのダメだし」に関するトレーニングでは，自分に対する賞賛や批判を適切に受け入れることが目的となる。

「すべき」思考	柔軟な考え方
私は常に約束の時間を守らなければならない。	「全部の約束が同じように重要なわけではない。例えば，就職面接のときは友人と会うときよりも時間を守ることが重要だ。なるべく面接時間は厳守する。もし何かが起こってどうにもできないようなら，誰かに遅れることを伝えてもらうか，到着してから謝るかすればいい」

図3.14　「すべき」思考の例

モジュールと課題

　モジュール3は「考え方のかたより」の短い導入部から始まる（モジュール1，5，7の「考え方のかたより」については，3.1「トレーニングの開始」を参照）。
「すべき」思考　まず，「すべき」思考の定義を全員で考える。トレーナーがスライドで補いながら進めても良い。「馬を奴隷のように扱う駅者」（スライド9と10の駅者）の写真も例として使うことができる。

　続いて，さらに具体的な例（「私は常に約束の時間を守らなければならない。」）が示される。ここでは，高い基準の代わりとなる思考を「柔軟な考え方」として参加者と一緒に考える（図3.14，スライド11と12）。

補足のため，気分，自己評価，将来の行動への「すべき」思考の影響についてディスカッションする。

参加者の中には「すべき」思考（「私は常に約束の時間を守らなければならない。」）に同意する人もいれば同意しない人もいる。さまざまな見方や主張があるということは，この考え方が主観的，恣意的である理由になる。これによって，参加者が絶対に間違いないと考えていることに対して疑問を投げかけられる。これは機能的思考を学習する重要な最初の一歩になるだろう。

さらに，うつ病で典型的な「すべき」思考を説明する（スライド13から18）。スライドの内容が自分にあてはまるかどうか参加者に尋ねる。また，参加者に実例を挙げてもらい，その人の同意のもとで，代わりとなる柔軟な思考とその結果を考える。「すべき」思考が人によって異なることがわかると，「すべき」思考は自分の完全主義が作り出した高い基準に過ぎず，変えられない基準ではないと理解できるだろう。

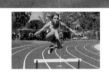

図3.15　高い基準の利益

高い基準を設定することの利益とリスク　しかしながら，参加者が高い基準を手放さない可能性も高い。その場合は次のような反論が生じるかもしれない。「他の人がそれをいくら過剰だと思っても，私はこれから先も高い目標を達成したいし，いつも時間をきちんと守りたい。お客さんにはいつも手作りの料理を出したい」。これらは基本的には正しい。人は一般に，高い基準設定が良い結果につながることが明らかだと意欲が高まるのである。そのため，最初に，高い基準を設定する利益について考えたり，参加者にその利益について尋ねたりする（図3.15，スライド20から23）。

ここで考えられる利益は，参加者が自分の基準に固執した場合の利益である（例えば，「他者からのポジティブな反応や特別な成果に対する褒め言葉は自分にとって必要だ！」）。これを肯定的に受け入れると，高い基準を維持してしまうことになり，手放せなくなる（「注意：高い基準設定をやめると，目に見えるかたちですぐ手に入る報酬もあきらめなければなりません。これが簡単にやめられない理由です！」）。

次に，高い基準を設定するリスクについて参加者に尋ねる（スライド25から29）。このとき，特に長期的なネガティブな結果は何かについて質問する。

その後は必要に応じて参加者のディスカッションをトレーナーがスライド（図3.16，スライド29）を使って補い，高い基準とうつ病との関係を明らかにする（例：「長期におよぶ絶え間のない過度な要求は，行動

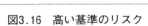

図3.16　高い基準のリスク

能力を低下させる！」）。

　スライドの写真にあるハイレベルのアスリートの例は，次のことを示すのに適している。激しいトレーニングの後で十分な休息をとらないアスリートは，常にトレーニングしていても試合に負けたり疲労困憊に陥ったりする。レベルが高くなるほど，休息の内容と時間がトレーニング・プランにとって重要になる。同じように意識的に適切な休息をとることは，うつ病の予防につながるだけではなく，活動を維持するためにも重要である。特に，目標達成を頑なに追い求める参加者には，この内容は説得力をもつ可能性が高い。

白黒思考　続いて，高い基準と「すべき」思考を白黒思考に関連づける（スライド30から33）。高い基準と「すべき」思考は，白黒思考とそれに基づく行動を助長する。白黒思考とは「基準を100％満たすか，全く満たさないか（0％）」ということであり，中間を許容できない。

　ここでは冒頭で用いた例を再び取り上げる（「私は常に約束の時間を守るべきだ。」：スライド34から37）。基準が満たされないと，白黒思考によってどのような思考と行動が生じるかを参加者に考えてもらう。その際，参加者に空白部分を埋めてもらう：「もし，私が約束の時間を守ることができなければ……」。白黒思考では，答えは次のようになる：「……私は行くべきではない」。

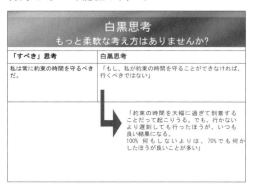

図3.17　白黒思考の例

　続いて，再び参加者と一緒に柔軟な考え方を案出する（例えば，「約束の時間を大幅に過ぎて到着することだって起こりうる。でも，行かないより遅刻しても行ったほうが，いつも良い結果になる。100％何もしないよりは，70％でも何かしたほうが良いことが多い」：図3.17，スライド34から37）。また，考え方によって異なる長期的な結果を参加者と一緒に検討する。

　新しい外国語の学習を例として挙げるのも良い。外国語は少しずつしか覚えられない。つまり，100％わからないよりは1％でも，例えば10個の単語でも理解できた方がよい，ということである。思考の歪みを認識することは，日常生活における変化のための重要な第一歩になると強調する必要がある。

　高い基準設定への対処法は，公平なモノサシを見つけることである（スライド38から44）。その時の状況に応じて自分の基準を適切に設定しているかどうか（例えば，その時のうつ病の重症度を考慮に入れること）も含まれる。うつ病と骨折のような身体疾患との比較も有効である。脚を骨折した人はゆっくり歩く練習をしなければならないし，折れた部位への負荷は徐々に高めなければならない。急激な強すぎる負担も，過度の安静も，どちらも回復を遅らせるだろう。うつ病でもゆっくり練習することが必要である（スライド41：あなた自身のバランスの発見：うつ病のゆっくりした歩調は骨折よりもわかりづらく，前と変わらないようにみえるかもしれません。しかし，「本気を出さずダラダラやる」のではなく，むしろ自分のポテンシャルを利用し尽くしてみましょう！）。高い基準を設定する参

図3.18　ちょうど良いバランスを見つける

図3.19　批判への対処法

図3.20　「ポジティブなことへのダメ出し」を修正するためのスライド

加者にとって，うつ病からの回復段階に応じて適切なモノサシを見つけることは難しい。そのような参加者はたとえ進展があっても常に低く自分を評価するので（「ドアの前まで行けるのは当たり前だ。私にそれが困難であるはずがない！」），うつ病で変化したモノサシをできるだけ具体的に修正することが重要になる（スライド44「例えば，買い物や食事の支度はおそろしく大変な作業にみえるでしょう。しかし，元気なときはたやすいことですね？」：図3.18）。

ポジティブなことへのダメだし　次の「ポジティブなことへのダメだし」の定義を全員で考え，トレーナーがスライドを利用して補足する（スライド45から47）。「ポジティブなことへのダメだし」は，ネガティブな反応は受け入れるが，ポジティブな反応を拒否することである（両方が同時に現れることも多い）。続いて参加者に，こうした考えを抱いたことがあるかどうか尋ね，実例を挙げるよう求める。次に両方の視点（ネガティブな反応は受け入れるが，ポジティブな反応を拒否する）の矛盾点を浮き彫りにする。まず「ネガティブな反応を受け入れる」ことについて，1つの状況を例に話し合う（「あなたは批判されている！」：スライド48から50）。この目的は，思考の歪み（例えば，「あの人たちは私が役に立たないことを見抜いている……」）に対抗できる適切で有益な思考を探すことである。次に，他者からのネガティブな反応への対処法が示される（「ネガティブな反応にもっとうまく対処するには？」：図3.19，スライド51から54）。

モジュールの最後は「ポジティブな反応の拒否」に充てる（スライド57から61）。トレーナーはスライドを用いて2種類の思考の歪み，「否定：ポジティブな経験をたいしたことではないと考えること」と「例外化：ポジティブな経験を例外的な出来事ととらえる」を提示する。さらに，グループで例（「あなたは褒められている！」）についてディスカッションする。まず，典型的な考え方が紹介される（例えば，否定：「彼らは私に，ただお世辞を言おうとしていただけなんだ。本心じゃない」・例外化：「そう考えてくれるのは彼らだけさ」）。似たような考えを抱いたことがあるか，褒め言葉やお世辞を受け入れるとどうなるか，参

加者に質問する。このプロセスは短い時間でリズム良く行う。

褒め言葉の受け入れ　たいていの参加者は褒め言葉を受け入れられないので，視点変換のきっかけとして「どんなときに人を褒めますか？」と質問する（スライド62）。必要な場合は，トレーナーはスライドを使って捕捉する（図3.20，スライド63）。

　たいていの参加者はポジティブな理由から他の人を褒めると言うだろう（好感を表したり承認したり，モチベーションを高めてあげたいとか喜んでもらいたいと思う……）。相手を見下しているから褒めるのだというひねくれた考えや，嘘をついているに違いないという不誠実な考えは否定するだろう。「そのセーターは『むちゃくちゃ』素敵だね」というような少々過剰な褒め言葉やお世辞も，相手を喜ばせる。つまり，褒め言葉やお世辞を「小さな贈り物」や「親切」の一種だとみなすことができれば良いのである（スライド64から68）。褒められることを十分に喜び，自分を反射的に低く評価する（「それは絶対違う！」）ことがなくなり，贈り物だと考えることができれば気分も楽になる。このことはまた，気分や自己評価にポジティブな影響を与える。最後にこのモジュールの内容が「学習ポイント」でまとめられる（スライド69から76）。

一般的なアドヴァイス

　このモジュールで使われる例は，参加者の実例だけでも良い。トレーニングの内容と参加者個人の問題との関連を高めるためである。

特別なアドヴァイス

　参加者が「すべき」思考を絶対に使わない（「すべき」という言葉はどのような状況でも使ってはならない」）と言い出したら，トレーナーはその考えを修正する。それは結局，有害な自己注目や自己検閲を助長するだけである。場合によっては，「すべき」思考を使ってしまうことへの恐れからD-MCTへ参加しなくなるかもしれない。参加者との対話の中で「すべき」思考は自然に確認できるので，柔軟で建設的に対処できるよう注意を払う。

> **参加者からの難しい質問**
> **参加者からの質問例**：「すべき」思考をやめて「圧力」から解放されたら，私は一日中ベッドに寝転んで，何もしなくなるのではないかと不安になります！
> **トレーナーの回答例**：多くの方がそのような不安を口にされます。あなたが「すべき」思考をやめたくないと望まれることは理解できます。しかし，どのくらい不安を感じられていますか？　なぜ「何もしなくなる」のでしょう？　それに，どのくらいの間，ベッドに寝転んでいると思いますか？　これこそが白黒思考ではないでしょうか？　つまり，「自分の高い基準にふさわしいのか，そうでなければ全くだめなのか，のどちらか一方」なのでしょうか？　あなたの質問は結局，「目標にたどり着くためにこの考えは絶対に役に立つのか？」という質問と同じことなのです。

参照資料

過度な要求への対処法は Potreck-Rose（2006）を一部参考にしたので，付録の文献を確認すること。

復習シートに関するヒント

練習問題は「『すべき』思考」と「ポジティブなことへのダメだし」に関するものが多く，「白黒思考」については詳しく扱わない。

復習シート（巻末資料を参照）では，モジュールの内容が具体例を使って反復される。参加者は「『すべき』思考」と「ポジティブなことへのダメだし」の例に気づくよう導かれ，次にそれら（例えば，高い基準の設定）を修正する方法が具体的に示される。「白黒思考」はこのモジュールの中心テーマではないので，参加者には自分の例を発見することだけが課題となる。参加者の負担を減らすために「『すべき』思考」か「ポジティブなことへのダメだし」のどちらか一方だけをホームワークにしても良い。

3.5　モジュール4：自尊心の低下

> **概要**
>
> **このモジュールのねらい**
>
> 　自尊心の低下と関係する思考の歪み（例えば，自分の弱点への注目，完全主義，他人との不公平な比較）を修正することで自尊心を高める。

目的

このモジュールでは，自尊心の概念と，自尊心を低下させてしまう考え方を検討する。他のモジュールでも思考の歪みと自尊心との関係を検討するが，中心的テーマではない。モジュール4では自尊心が中心的テーマとなる。

このモジュールの目的は次のようになる。自尊心は主観的で，変化しやすく，人間関係のありかたによっても変化すると説明する。自分の弱点への注目や完全主義，あるいは他者との不公平な比較のような思考の歪みが自尊心を低下させることを指摘し，代替となる対処法（例えば，さまざま自尊心のみなもとから自分の長所を具体的に思い出す，自分と他者の間で不公平で一面的な比較をしないようにする，「良いこと日記」，ポジティブな行動）を参加者に伝える。

モジュールと課題

自尊心：自尊心とは何か？　最初に「自尊心」の概念を明らかにする（スライド5から8）。人間の価値を何で測るかについてディスカッションする。トレーナーは「給料の額でしょうか？」（「多く稼ぐ人の方が価値のある人間ですか？」），「Facebook上の友人の数でしょうか？」というようなディス

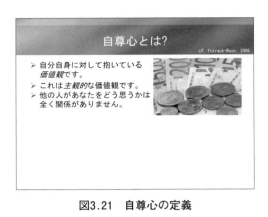

図3.21 自尊心の定義

カッションを刺激する発言をすると良い。参加者の意見をトレーナーはスライドを使って補足する（図3.21）。

人間の価値は一面的ではなく，固定されておらず，また普遍的でもないことを参加者は学習する。主観的な価値観には左右されないという人は，他の人の主観的な価値観を検討する（ディスカッションを進めるためのさらなるヒントは，本節「特別なアドヴァイス」を参照）。他者からポジティブな評価を受けたにもかかわらず，自分には価値がないと感じた状況を想定すると，主観的な価値観に基づく自己評価を理解しやすい。

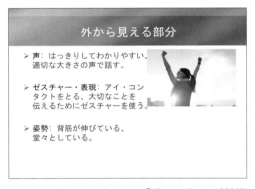

図3.22 自尊心が高い人の「外から見える」特徴

自尊心が高い人の特徴　続いて，自尊心が高い人の特徴を検討する（スライド9から15）。その際，「外から見える」部分（図3.22）と「外から見えない」部分を区別する。

参加者が具体的な特徴を挙げづらい場合は，自尊心が高いと思われる有名人をトレーナーが例として挙げる。もし，入院中の参加者が生活技能訓練（SST）に参加しているなら，ここでの知識はすぐに役立つだろう。

自尊心の「外から見える」部分（スライド9から10）に続いて，次のスライドでは「外から見えない」部分が挙げられている（スライド11から15）。バランスのとれた自尊心には，自らを反省して，自分自身を肯定的に受け入れる態度が反映されている。つまり，自分に関して自問自答する態度が基礎となる。この自問自答には，何かがうまくいったときに自分自身を褒めることも含まれる。自分自身への褒め言葉を受け入れることが難しい人もいるので，必要に応じてモジュール3の「褒め言葉を自然に受け入れるには？」に戻っても良い。

自尊心のみなもと　次の「自尊心のみなもと」（スライド16から18）に移る前に，このモジュールの冒頭に戻っても良い。つまり，自尊心は一面的でも固定されてもおらず，普遍的でもない，ということを確認する。

「本棚のたとえ」（Potreck-Rose & Jacob, 2003; Potreck-Rosa, 2006）を導入に用いる。このたとえでは，人はさまざまな小さく仕切られた棚（自分自身への評価対象のたとえ）を持っているとして，自分をたくさんの小さな棚（例えば，職業，家族，趣味）のある本棚とみなす。これらの棚が現時点で満たされているかどうかは人それぞれだが，空だと思い込んでいる棚のことばかり考えると，つまり自分の欠点や弱点のことばかり考えてしまうと，自尊心が傷つき，「負け犬」（自分はダメだ）というレッテルを貼ってしまう（図3.23，スライド19から21）。

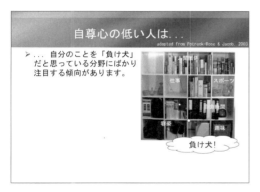

図3.23 自尊心のみなもと

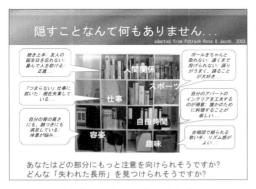

図3.24 自尊心のみなもとの例

こうした思考は，過度に一般化された自己の価値観を助長し（過度の一般化，1.3.1を参照），白黒思考とも強く結びつき，自尊心を低下させる（「1つの棚でも空ならば」，「私には価値がない」）。参加者が本棚のたとえを理解したかどうか確認するためには，簡単な質問をしてみると良い。例えば，繰り返し見てしまう特定の「空の棚」があるか，という質問である。

続いて，参加者に具体例を示す（図3.24，スライド22と23）。

どの棚にも注目して，それぞれの棚を正確に評価すべきである。「隠すことなんて何もありません……」）。そうすれば，真に公正で歪んでいない自分の全体像が見えてくる。「自分自身の本棚」に目を向け，自分にとって重要なカテゴリーを挙げ，空の棚や埋まっている棚を確認することを参加者に提案する。

続く質問（「あなたはどの部分にもっと注意を向けられそうですか？」，「どんな『失われた長所』を見つけられそうですか？」）は，棚の中身を再発見するためのものであり，「さらに奥の方に眠って」いたり「埃にまみれて」いたりする参加者の資質を活性化することを目指す。トレーナーは，一見するとたいしたことではない，当たり前のことにみえるものについても考えるよう，参加者を促す。

自分自身の好きなところは何もないと言う参加者がいる場合は，この発言をノーマライズしなければならない。例えば，「うつ病の状態や自分の長所を語ることに慣れていない場合は，これはとても難しい課題になります。次のスライドでは，まさにそのような場合にどうするかがテーマになります」。

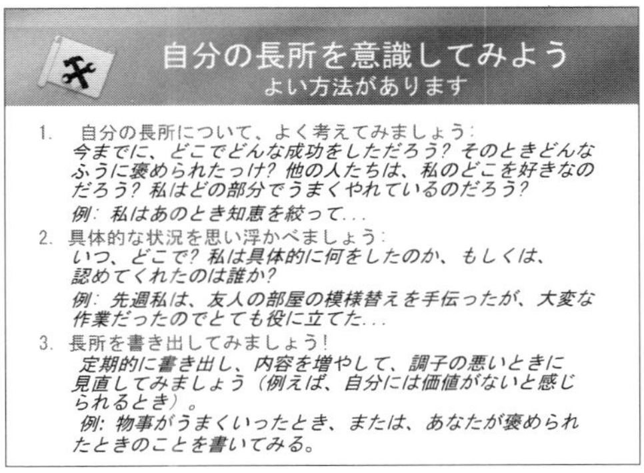

図3.25 自分の長所を意識する方法

長所を意識する方法 長所を意識するための方法を具体的に紹介する前に，例えば「自己肯定感の低下」のような，長所を意識する妨げとなるメタ認知をテーマにして，その重要性について参加者に質問する。その後に，自分の長所を意識するための方法を示す（図3.25，スライド26から28）。

自分の長所と言われても，参加者の中には何も思い浮かばない人や，表面的なことしか考えつかない人もいるだろう。自分の長所を理解する手がかりを得るために少し回り道をすることも有益である。たとえば，

3.5 モジュール4：自尊心の低下 | 41

「他の人のどこが好きですか？」，「あなたの性格にも似たところがありますか？」，「あなたも似たようなことで，何か上手くいきましたか？」と質問してみる。

重要なのは，このように一般化された長所を自分の日常にあてはめ（つまり，具体的な状況を検証し），自分の長所に一つひとつ気づき，それを信じられるようになることである。自分の長所を，それが明確になる具体的な状況も一緒に書き記しておくと，それを見直すことでうつに陥ったときの助けとなる。

不公平な比較　「他の人と比較する」というタイトルで始まるスライド（スライド29から31）では，不公平な比較と完全主義を扱う。導入のため，自分と他の人を頻繁に比較するか，その結果どうなるかを参加者に質問する。他の人との比較はごく自然なことだが，うつ病では「不公平」な比較が度々生じる。このような比較は悪い結果にしかならない（スライド32から34）。自分より明らかに有利な立場にいる人（経験豊富，高学歴，年齢が離れている，など）と自分を比較したり，あるいは，相手のずば抜けた，一見すると完璧な分野（例えば，職業的な成功）で自分を比較したりすると，その他のことはおざなりにされてしまう。例えば，「その人物はプライベートでも満たされた生活を送っていますか？」，「成功の陰に犠牲はなかったのでしょうか？」，「そもそも，それはあなたにとって努力して手に入れる価値のあるものでしょうか？」という質問で明らかにされるだろう。自尊心の本棚のたとえを使うなら，1つの棚の中身だけ，つまり1つの分野だけを比較すると，自尊心は容易に低下する，ということである。

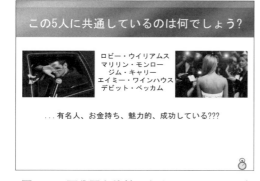

図3.26　不公平な比較のためのエクササイズ

完全な人生　極端な比較の例として著名人を考えてみると，こうした比較の無意味さがわかる。参加者に著名人のリストを示し（スライド35から36），彼らに共通することを考えてもらう（図3.26）

彼らは全員，有名で，裕福で，成功者である。名声と財力という点ではほとんどの人と比べようもない。しかし，彼らは全員，心理的な問題に悩まされている（いた）（図3.27，スライド38）。

参加者とのディスカッションでは，「一見完全な人」やスターもしばしば問題や困難を抱えていることを強調すべきである。心理的な問題だけではなく，私たちが知らないだけで他の分野でも問題を抱えているだろう。

スライド「完全主義――飛びぬけて高い基準？」（図3.28，スライド39から43）のポイントを整理しよう。

「完全」は人間にとって達成しえない基準である。単純作業でさえも失敗率5％は普通である。完全を追

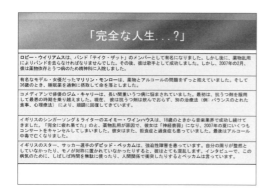

図3.27　スターたちの心理的問題

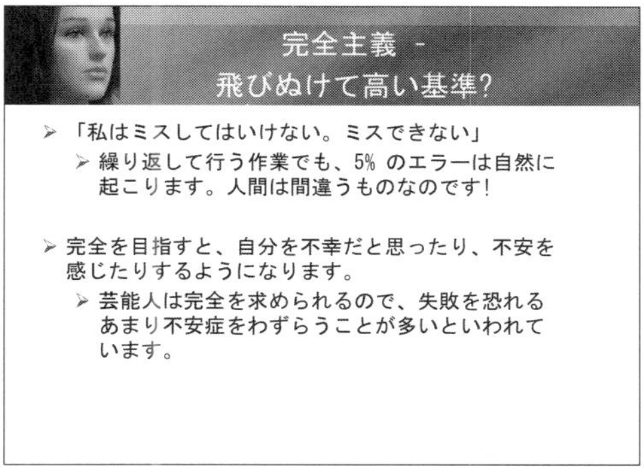

**完全主義 –
飛びぬけて高い基準？**

➢「私はミスしてはいけない。ミスできない」
　➢ 繰り返して行う作業でも，5% のエラーは自然に
　　起こります。人間は間違うものなのです！

➢ 完全を目指すと，自分を不幸だと思ったり，不安を
　感じたりするようになります。
　➢ 芸能人は完全を求められるので，失敗を恐れる
　　あまり不安症をわずらうことが多いといわれて
　　います。

図3.28　完全を追求することのコスト

求すること（例えば，「間違いを犯してはいけない」）は，人を不安にさせ，不幸にする可能性がある。これを「バービー人形」の例を通して明確にする。バービー人形は女性の身体の「完全な」美しさを実現している。しかし，バービー人形のような体型が現実にありえないだけでなく，この体型が実現したら身体的な異常が生じるであろう（補正下着のせいで呼吸ができないとか，膝や股関節が弱すぎてぎっくり腰になるとか）。完全主義による「犠牲（コスト）」は，完全性が求められる分野ではっきり現れ，高い確率で精神的負担感に比例する。例えば，多くの芸能人は失敗を過度に恐れている。芸能人には明らかに不安症の頻度が高い（Fishbein et al., 1988; Kenny, Davis & Oates, 2004; van Fenema et al., 2013）。この点については「すべき」思考（モジュール3）も参照すると良い。

気分と自尊心を上げるための方法　次に，自尊心や気分を上げるための具体的な方法が説明される（スライド44から46）。参加者には，自分が知っている，役に立つ方法を発表して，グループで共有することを求める。続いて，スライドに挙げられた方法を補足する（良いこと日記，ポジティブな行動，お気に入りの音楽，など）。最後に，「学習ポイント」でモジュールの内容がまとめられる。

一般的なアドヴァイス

このモジュールの目的は，他の人の短所をあげつらうことではなく，参加者が自分の長所に関して現実を踏まえて意識し，不公平な比較を減らすことにある。

特別なアドヴァイス

自尊心を定義づけた後のディスカッションで，参加者から「どのような人にも平等に多くの価値があるはずはない」という意見が出たら，それを受け入れなければならない。経験の少ないトレーナーは「どのような人にも平等に多くの価値がある」と言いたくなる。これは普遍的な人権意識という意味では完全に正しい。しかし，例えば，「多額の脱税者は正直な納税者と，人として同じ価値をもつか？」や「放射性廃棄物の管理者はエコロジストと同じ価値をもつか？」と同じように，CBT的に検討すべき話題なのである（Stavemann［2015］を参照）。

このようなディスカッションで，具体的な回答や個人的意見を伝えたくなる誘惑にトレーナーは負けてはいけない！「どのような人にも平等に多くの価値がある」という命題の現実的な妥当性について意見が一致しないこととともに，人は心の中で（個人的価値のイメージや基準が求める価値観で）他の人をしばしば判断してしまうこともディスカッションで明らかにする。この価値観で他者を評価しないとしても，自分自身を評価してしまうのである。心理的負担を抱えた人は，証拠もないのに自分を軽視しがちであり，自己評価を下げる傾向がある。このような傾向をもつ人にとって，「どのよう

な人にも多少は価値がある」という命題は，長期的に効果がないだけでなく，受け入れるにも時間がかかるだろう。したがって，D-MCT では扱わない。

自尊心の定義でもみたように，自尊心は主観的なもので他の人の意見には左右されない。基本的にこの種のディスカッションは短めにして，自分の自尊心のみなもとについて取り組む方が良い。

> **参加者からの難しい質問**
> **「本棚のたとえ」に関する参加者からの質問例**：以前はすべての棚が埋まっていました！ 今では私の状況は全く違います！ 今は全ての棚が空です。私は失業してしまいました。私は友人と家族にそっぽを向かれています。もし棚を覗いても，もう悪いことしかありません。この状況で役に立つことなどあるでしょうか？
> **トレーナーの回答例**：自分の本棚をちゃんと見ているとあなたはおっしゃるかもしれませんが，私には違うように思われます。一見すると棚は空に見えますが，本当に空かどうか一緒に考えてみましょう。生活の状況がたとえ一変したとしても，あなたの長所が突然全て消えると想像するのは難しいです。例えば，あなたが仕事で常に信頼されていたのなら，今も病棟の分担，例えば炊事当番で，あなたが確かな戦力になることがわかります。あなたの「昔の」性格の一部が今，ここに現れていないかどうかを一緒にチェックしましょう。そして，「今は全ての棚が空です！」という発言と，モジュール１の「過度の一般化」が関連していないかどうかを検討しましょう。

参照資料

自尊心，自尊心のみなもと，他者との比較の定義は，特に Potreck-Rose & Jacob（2003）と Potreck-Rose（2006）を参考にした。付録の文献を参照のこと。いくつかの練習問題は，強迫障害のための myMCT（Moritz & Hauschildt, 2012）から引用した。

復習シートに関するヒント

モジュールの最後の方で復習シートに取り組むための練習は行われているが，ホームワークには必ず取り組むように参加者に伝える。ホームワークのためにスライド52の「良かったことを数えてみよう……」（「豆のトレーニング」）を紹介する（巻末資料を参照）。可能なら，トレーナーから参加者へ乾燥豆を一握り配って，実際にやってもらうと良い。その日，参加者がささやかでも良いことを見つけたら，豆を右ポケットから左へ移して，夜に移した豆を数える。そうすれば，その日にあった素敵な瞬間を思い出すだろう。良かったことを見つけられなかったら，豆は決して右ポケットから取り出さないよう指示する。次回のセッションでは必ず結果を尋ね，参加者の努力を十分に認めて称賛する。またその後のセッションでも「豆と素敵な瞬間」を頻繁に利用すると良い。この「豆のトレーニング」をある程度の期間試してみることを勧める。

豆のトレーニングも含めて，復習シート（ホームワーク４を参照）には多くの練習問題がある（例えば，「あなた自身の強みをよく考える」）。豆のトレーニングも「まとめ」もさらなるトレーニングに

役立つが，全ての練習問題が自尊心の向上に役立つように考えられている。

3.6 モジュール5：考え方のかたより3

> **概要**
>
> **このモジュールのねらい**
> 次の思考の歪みについて理解し，修正すること。
> （1）自分の能力や欠点の評価に対する歪み（自分の間違いや問題の程度，あるいはそれが生じる可能性を拡大して考える・自分の能力を値引きして考える）
> （2）帰属スタイルの歪み（失敗の原因を単一のことに求めてしまう帰属スタイル）

目的

このモジュールでは，「拡大しすぎと値引きしすぎ」と「うつ病の帰属スタイル」という思考の歪みを説明し，これに対処する方法を紹介する。このモジュールの目的は，行為や出来事を評価する際のバランスの悪さや「ダブル・スタンダード」を明らかにして，これらを適切な方法で修正することである。

まず，自分の能力の過小評価と，問題の程度や問題が生じる可能性を拡大しすぎる傾向を明らかにし，批判的に検討する。次に，一面的に，あるいは不適切に原因を求める帰属スタイルを取りあげる。このような推論が気分や行動に影響することを明らかにし，参加者がメカニズムを理解してバランスのとれた原因帰属を行えるよう指導する。

モジュールと課題

「考え方のかたより」についての短い導入から始まる（同じテーマを扱うモジュール1，3，7と類似する。3.1「トレーニングの開始」を参照）。

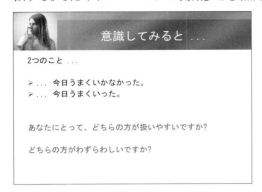

図3.29 「拡大しすぎと値引きしすぎ」導入のための練習

拡大しすぎと値引きしすぎ まず，参加者にこの日うまくいった出来事と失敗した出来事を2つずつ考えてもらう。その後，順番に，あるいは1～2名の参加者にその出来事を挙げてもらう。なかなか挙がらない場合は，トレーナーが例を挙げてもよい。トレーナーが挙げた例から，うまくいったのは当然だ，たとえうまくいったとしてもたいしたことではない，と考えてしまう傾向を多くの参加者がもっていることを明らかにする。次に，参加者が挙げた出来事は，「失敗」と「成功」のどちらに属するか話し合う（図3.29，スライド

10と11)。

うつ病では，強く，長い時間，失敗したことばかり考えがちである。その一方で，成功したことについてはあまり注目しないか，当然のこととして処理してしまう。

その後，参加者の挙げた例やディスカッションに基づいて，トレーナーは「拡大しすぎと値引きしすぎ」の定義づけを，スライドを通して行う（図3.30，スライド12から15)。

定義が明らかにならない場合は，参加者にもう一度，このような考え方を知っているか，このテーマはあなたにとって重要か，と質問しても良い。

他のモジュールと同様に，次の段階では思考の歪みについて2つの例——うまくいった経験と失敗した経験——から，さらに具体的に説明する（図3.31，スライド16から20)。

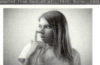

図3.30 「拡大しすぎと値引きしすぎ」の定義

まず，参加者が「拡大しすぎと値引きしすぎ」を理解できるよう手助けする。次に，例に挙げた状況に対する「役立つ考え」を検討する。例が自分とどの程度関連するかを参加者に手短に質問して，必要ならより妥当な例を挙げてもらう。1人の参加者の個人的な例を扱ってもよい（スライド21）し，わかりやすいようにスライドの例に戻ってもよい。

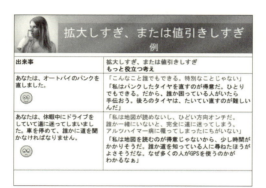

図3.31 「拡大しすぎと値引きしすぎ」の例

帰属スタイル モジュールの後半では，うつ病患者の多くが示す歪んだ帰属スタイル（失敗の内的帰属，一面的な原因追及など）に取り組む。まず，トレーナーが帰属スタイルの概念を，スライドに基づいて説明する（スライド22から24)。次に，「次の状況でどのような原因が考えられるでしょう？」に移る。「試験に落ちた」原因を，「自分自身」，「他の人」，「状況や偶然」という3つのカテゴリーで，可能な限り多くの考えを集める（スライド25）。次のスライドで補うこともできる（図3.32，スライド26）。ただし，スライドで示された内容は補足でしかなく，決して「正解」ではない。

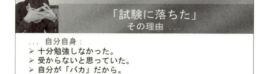

図3.32 エクササイズ：次の状況でどのような原因が考えられるでしょう？

うつ病の帰属スタイル 次の段階では，うつ病との関係を明らかにする。ネガティブな出来事に対して内的（あるいは固定化された）理由に原因を求める「うつ病の帰属スタイル」を説明する（図3.33）。

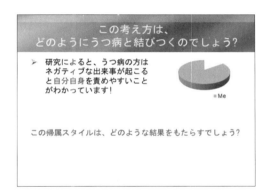

図3.33　うつ病の帰属スタイル

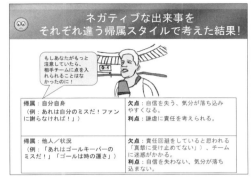

図3.34　1つの例（失敗例）をそれぞれ違う帰属スタイルで考えてみる

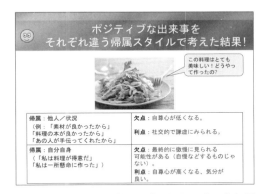

図3.35　1つの例（成功例）をそれぞれ違う帰属スタイルで考えてみる

続いて参加者に，このような一方的な原因追求スタイルがどのような結果を招くか考えてもらい（「この帰属スタイルは，どのような結果をもたらすでしょう？」），次のスライドで補足する（例えば，低い自尊感情，落胆と抑うつ気分，引きこもり，失敗への恐怖）。最後に，参加者と一緒に，いろいろな原因を考慮したバランスの良い説明を考える（自分自身，他の人，状況という要因がバランスよく混ざった説明：スライド31から33）。

一方的な帰属システム　続くスライド（スライド34から38）では，利点と欠点の両方を挙げた例をもとにして，一方的な帰属システムについて検討する。簡略化のため，原因のカテゴリーの「他の人」と「状況」を外的帰属として1つにまとめ，「自分自身」である内的帰属と対置する。次に，失敗についてそれぞれの帰属スタイルの利点と欠点（内的と外的それぞれ）を集める（図3.34，本節「特別なアドヴァイス」も参照）。うつ病で典型的にみられるのは，一方的に自分自身に原因を求めることである（「それは私の間違いだ！」，「私は無能だ！」）。

バランスのとれた考え方　次に，全員でバランスのとれた考え方を検討する（スライド39と40）。バランスのとれた考え方は，自尊心を守ったり，人間関係を円滑にしたりするだけでなく，最も現実的であることも強調すべきである。こうした観点から，成功経験の例から一方的な帰属システムについて検討する（図3.35，スライド41から47）。

ここでは，失敗例とは異なり，まず外的帰属の利点と欠点を集める。なぜなら，成功した出来事は外的帰属を行うのがうつ病の典型的パターンだからである。必要に応じて，モジュール3（「3.4　考え方のかたより2」）に戻ってもよい（例えば，褒め言葉の受け入れ）。

スライド「これがどううつ病と関係するのでしょう」（スライド48から51）では，うつ病に典型的な帰属スタイルを再度まとめる（例えば，成功の外的帰属，図3.36参照）。

この帰属スタイルは，以前の例にもあったように自尊心を低下させるだけでなく，さらに不具合な

図3.36 失敗例に対するうつ病の典型的帰属スタイル

行動へと向かわせる可能性さえある。そのため，続く「同僚（あるいは近所の人）が，自分のそばを通り過ぎても挨拶をしなかった」という例（スライド52から61）では，まずうつ病の帰属スタイルの行動とその結果を検討し，次にバランスのとれた帰属スタイルに基づいた行動の長期的結果を検討する（図3.37）。

対処法　最終的に，スライド「もっと役立つ判断の仕方は？」によって，出来事に対してバランスよく，適切で，現実的に判断して対応できるように導く（スライド62から67）。具体的には，スライド63に挙げた対処法について話し合う。

（1）**帰属する順番を変える**：ネガティブな出来事の場合は「状況」から，ポジティブな出来事は「自分自身」から始め，一面的な考え方にならないようにする。

（2）**視点の変換**：役立つ判断「もし他の誰かが似たような状況にいたら，あなたはどう考えるでしょう？」。

（3）**短期的結果と長期的結果についてのディスカッション**：例えば，行動や目的の達成にとって有益なことについて。

図3.37 一方的な原因帰属による結果を考えてみる

　最後に，バランスのとれた帰属の練習のために，成功経験と失敗経験について3つの例を挙げる（スライド68から70）。参加者全員で，それぞれの状況におけるバランスのとれた帰属スタイルについて議論する。ただし，正解を見つけることが目的ではなく，様々な可能性を検討することの方が重要である（本節「特別なアドヴァイス」も参照）。そのため参加者には，紹介された対処法をあらかじめ練習しておくことを勧めておく（帰属する順番，視点の変換，短期的結果と長期的結果に関するディスカッション）。帰属する順番については，ネガティブな出来事の場合は「他の人」や「状況」から始め，ポジティブな出来事の場合は最初に（「他の人」や「状況」の前に）「自分自身」から始めると有効である。

　このモジュールは，学習ポイントで内容をまとめて終了する（スライド71から77）。

特別なアドヴァイス

　失敗に焦点をあててしまう一方的な帰属スタイルを扱うスライド34から40（図3.34も参照）では，次のことに注意を払う。この例は，「もしあなたがもっと注意していたら，相手チームに点を入れられることはなかったのに！」というインタビュアーの非難にさらされたサッカー選手である。実際これ

は，参加者の日常とはかけ離れたシチュエーションである。しかし，普段グループディスカッションにあまり参加する機会のない人にとっては，このような例の方が「距離を置いて」話し合うことが容易になる。もし参加者が躊躇するなら，トレーナーはこの例を少し修正して用いてもよい（「迷っていますね。それは当然です。これと似たようなことは多くの方がご存じだとは思いますが，皆さんはサッカー選手ではありませんからね。重要なのは，誰かに過ちを批判されているということです。さて，この責任は自分に，他の人に，それとも状況に求めることができるでしょうか？ それぞれの帰属スタイルで何が利点で何が欠点でしょうか？」）。必要な場合には，参加者の日常から具体例を挙げてもらうこともできる（例えば，同僚が「もし君がもっと注意していたら，契約できたのに！」と非難するとか，友人が「もし君がもっと注意していたら，道に迷わなかったし，時間通りに到着できたのに！」と非難するとか）。

スライド66から68では，帰属スタイルを変化させるためのトレーニングが示されている。また表3.1を使うこともできる。この表は，3つの帰属カテゴリー（自分自身，他の人，状況）に対応する原因帰属についてトレーナーへのヒントにもなる。ただし，この3つのカテゴリーが不自然だったり重複したりする場合もあるだろう。全体として，現実的で柔軟な判断ができるようなるため，可能な限り多くのカテゴリーから原因を見つけることが重要である。

表3.1 それぞれのカテゴリーに適した原因追求の提案

状況	帰属先		
	自分	他の人	状況
友達があなたにお誕生日おめでとうと言ってくれなかった。	▶その人にとって私は重要な存在ではないから。	▶その人はとても忘れっぽい人だから。	▶その人が私とたまたま連絡が取れなかったから。
友達がプレゼントをくれた	▶私はその人にとって大事な存在だから。 ▶少し前にその人を手伝ってあげたことがあったから。	▶その人は気前の良い人だから。 ▶その人はもともと，自分の気持ちをプレゼントで表す人だから。	▶その人はたまたま私にぴったり合う品物を見つけたから。 ▶私の誕生日だったから。
仕事の面接に呼ばれた（書類選考には通った）。	▶私がその職に相応しい優れた専門知識を持っているから。 ▶私が説得力のある応募書類を書けたから。	▶その会社は緊急に誰か必要だったから。 ▶社内の誰かが私を推薦してくれたから。	▶幸運なことに，私の応募書類がちょうどタイミングのよい時期に届いたから。 ▶応募者が少なかったから。

> **参加者からの難しい質問**
> **スライド34から40についての参加者からの質問例**：サッカー選手の例では，自分に「本当に」失点の責任があるかどうかで，大きく違ってくるのではないでしょうか？　多少でも失点に関係しているにもかかわらず他の人や状況のせいだと主張したら，自分自身に嘘をつくことになります！　その場合，私はもっと嫌な気分になると思います！
> **トレーナーの回答例**：それはそれで間違っていません。批判された場合や失敗した場合に，自分がその失敗にどのように関係したかをきちんと分析し，場合によっては責任を引き受け，他の人たちに謝ることも必要です。しかし，それはモジュール3のテーマにもなっています。責任を回避しがちで，失敗のせいで人間関係が長期間悪くなる人は，うつ傾向のある人では珍しいでしょう。むしろ，自分に責任がない場合でも，一番責任があるのは自分だと考えてしまいがちです。サッカー選手の例では，あくまで私見ですが，1人に責任を負わせることはできないと思います。結局，勝ち負けはチーム全体の責任ですから。うつ病の場合，一方的に自分自身に帰属する傾向を防ぐため，ネガティブな出来事の発生に他の人や状況も関係しているかどうかを考えることが，まず重要なのです。あなた自身の責任を忘れてしまうのではないかという心配は，多くの場合，杞憂だと思われます。

参照資料

　練習問題と図版のいくつかは，統合失調症のためのメタ認知トレーニング（MCT）（Moriz, Vitzthum et al., 2013, www.uke.de/mct）から援用した。

復習シートに関するヒント

　復習シート（巻末資料を参照）では，モジュールで紹介された「拡大しすぎと値引きしすぎ」と「帰属スタイル」の情報が混在して提示されている。参加者は個人的な例を見つけ，非機能的な視点を変えるよう導かれる。2つの思考の歪みそれぞれに2題ずつの練習問題が用意されている。「拡大しすぎ」についてが1題，「値引きしすぎ」についてが1題，ポジティブな出来事に対する帰属を変化させる練習問題が1題，ネガティブな出来事に対する問題が1題である。参加者はどのテーマに取り組みたいか可能な限りセッション内で検討し，どれをホームワークにするか決めておく。

3.7 モジュール6：不具合な行動とその対策

> **概要**
>
> **このモジュールのねらい**
> （1）非機能的な対処法（反すう，思考抑制，引きこもり）とそれらに関するメタ認知を理解する。
> （2）機能的対処法の構築とマインドフルネス的受容。

目的

このモジュールでは，うつ病の症状の特徴であり，うつ病の症状を持続させる非機能的な対処法（反すう，思考抑制，引きこもり）に取り組む。参加者に，非機能的な対処法を有益だと誤解させてしまうメタ認知への気づきを与えることと，機能的な対策と行動を提供することが目的である。

図3.38 反すうに関する非機能的なメタ認知を探るための質問

図3.39 典型的なうつ的反すう

モジュールと課題

反すう　短い導入部の後，反すうについての前置き的な質問から始まる（「思い悩んだり不安が続いたりすることは，日常茶飯事ですか？」：スライド7）。参加者の反応から，彼らにとっての反すうの意味を理解できる。反応によって提示する例を調整する。続くスライドの質問（例えば，「反すうは役に立つでしょうか……」：図3.38，スライド8から11）は，反すうに関する参加者の習慣化した非機能的なメタ認知のアセスメントが目的である（例えば，「反すうすることで問題を解決できる？」）。

次に，反すうに関する習慣化した非機能的なメタ認知を明らかにする（例えば，「反すうは危険な行為ですか？　あなたが『動転している』サインですか？」：スライド12から15）。

ディスカッションの目的：反すうは役に立たないが，危険でもない（スライド16と17）。健康な人も反すうは行うが，うまくコントロールできている。また，反すうを強く肯定する非機能的なメタ認知は反すうを持続させてしまうため，修正する必要がある。

このため，最初の段階で反すうを「よく考えること」や「計画立案」と区別し，反すうの特徴を定義づける（図3.39，スライド18から30）。

反すうは有益だ（あるいは危険だ）という誤解を取り上げることは，非機能的なメタ認知を変えるために重要であり，対処法を検討するための基礎となる（「反すうを止めるには何が役立つでしょう？」：スライド31から45）。具体的な対処法を示す前に，参加者が既に知っている方法や経験について質問したり報告してもらったりするとよい。

監訳者注）次の2つの対処法は，D-MCTの以前のバージョンで採用されていた方法だが，現在のバージョンでは削除されている。

▶「反すうメモ」を使った「反すうのための時間」　決まった時間，例えば毎晩20時頃に30分間だけと決めて反すうする。この時間以外には，心配事について考えない。参加者に反すうの内容をメモするよう提案する。本人にとって重要で感情を高ぶらせる内容が反すうのテーマになることが多いので，メモに書き留めることで気持ちが落ちつくからである。

▶「反すうストップ」　自分自身に「ストップ！」と言うことで，反すうを停止させる練習を行う。例えば，心の中で「一時停止」の標識を想像してもよい。続いて，ポジティブな考えをポジティブな文章にして書き出すよう練習する。

これらは行動療法の古典的なテクニックであり，他の心理療法でも紹介されている。もし，参加者がこれらの方法を既に実施して反すうを軽減できているなら，簡単に補足するだけでよい。現在のD-MCTバージョンでは，次に示す対処法が優先される。

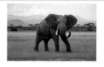

図3.40　思考抑制

思考抑制　メタ認知のさらなる修正として，反すうしてしまうネガティブな考えを抑制することが役に立つかどうか，参加者に質問する——しかし，役に立たないとトレーナーが即答する。簡単な行動実験（「数分間，象のことを考えないでください！」）によって，思考抑制は有益ではなく，むしろネガティブな考え方が強くなる非生産的な方法であると指摘する（図3.40，スライド31から37）。

脳は「ない」ということばを，時間をおいて認識したり，ほとんど認識しなかったりする。そのため，何かを「しない」よう自分に指示すると，逆のことが起きる可能性が高まる。

思考を判断しないという認識　ネガティブな考えに対して「心の中で距離を取る」ための方法を検討する。「思考を判断しない」という方法をマインドフルネス認知療法（Mindfulness Based Cognitive Therapy: MBCT [Segal et al., 2008]）から簡単に説明する（スライド38から43）。つまり，自らの考えは真実ではなく「心の中の経験」に過ぎないのであって，認識はしても判断はしない方が良い，とす

る考え方である。これは，自分の考えから距離を置き，「反すうの罠」に陥らないために役に立つ。イメージを使うとわかりやすく，使いやすいだろう（例えば，自分の考えを，駅に入ってきては出て行く電車のように，あるいは空を横切って動いていく雲のように想像してみる）。

さらに，呼吸練習は心の中で距離を取ることに役立つ（スライド44と45）。次の方法はセッション中でも利用可能である。

簡単にできる呼吸練習法

　リラックスして椅子に座ってください。両足は離してしっかりと床につけ，手は太腿の上に置きましょう。背中は椅子の背もたれに寄りかかり，目は軽く閉じてください。目を閉じるのが嫌な場合は，床の1メートルほど先を見つめてください。肩の力を抜いて，そのまま呼吸に注意を向けます。

〈短い休憩（毎回10〜15秒）〉

空気が流れ込んで再び出ていくという呼吸そのものに意識を向けます。

〈短い休憩〉

息を吸うときは胸郭がふくらみ，吐くときはしぼむことに気づくでしょう。

〈短い休憩〉

注意が逸れてしまったり，頭の中に自然に考えがわいたりしても，正常なことです。それを認識したうえで，静かに注意を呼吸に戻してください。

〈短い休憩〉

今度は鼻に注意を向けて，呼吸したときに空気が鼻を通って抜けていくのを，吸うときと吐くときの感じが異なることをしっかり感じましょう。空気が鼻を自由に流れるようにして，鼻の感覚に注意を向け続けてください。

〈短い休憩〉

吸うときは多少涼しく，吐くときは多少暖かいことに気づくでしょう。

〈短い休憩〉

注意が逸れてしまったり，頭の中に自然に考えがわいたりしても，正常なことです。それを認識したうえで，静かに注意を呼吸に戻してください。

〈短い休憩〉

呼吸を注意深く意識することをお勧めします。呼吸だけに集中するために一人の時間を作ってください。

〈休憩（ここは1分）〉

この練習をそろそろ終えますが，元に戻る前に，あなた自身のテンポでもう3回呼吸してください。

〈短い休憩〉

伸びをして，目を開けます。

引き続き，簡単に復習する時間を取る。この復習には時間をかけない。トレーナーは参加者の反応

に注意を払い，問題があると思われる場合は（場合によってはセッションの後でも）状態を尋ねる。

うつ病以外の参加者で，似たような練習をしたことのある人は参加意欲が低いかもしれない（例えばPTSDの場合）。参加者が自分で練習できるようになるためには，参加者全員で呼吸練習の意義を繰り返し確認することが重要となる（スライド45）。復習シートでもこの注意喚起はできる（巻末資料を参照）。

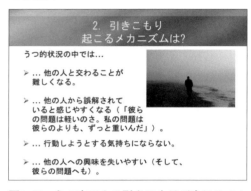

図3.41　うつ病による引きこもりが生じるメカニズム

引きこもり　次に，非機能的対処法として「引きこもり」について話し合う（スライド46から51）。うつ病になった場合，どのように引きこもってしまうかを参加者に質問し，必要に応じてスライドによって補足する（図3.41）。

ディスカッションの目的は，うつ病による引きこもりを参加者が正しく理解することである。例えば，「うつ病になって引きこもっているのは自分の責任だ。私は愚か者だ！」という，「引きこもり軽視」ともよぶべきメタ認知を修正しなければならない。引きこもりはうつ病の症状としては理解できるが，引きこもりを対処法としてしまうことは有害でもあるため，「引きこもることは理解できます。しかし，それは何か役に立ちますか？」という問いが投げかけられる（スライド52）。ここから，引きこもりの結果についてのディスカッションが始まる。続いて，不活性に陥る悪循環について話し合う（スライド53）。この悪循環について知っている参加者がいる場合は説明してもらってもよい。

うつ病に伴う意欲低下は引きこもりや活動低下を増悪させる（「自分にとって困難であればあるほど，ますます行おうとしない」）。活動性が低下するとポジティブな出来事の経験も減るので気分が落ち込み（「何もしなければしないほど，ポジティブなことを経験する機会も少なくなる。気分はますます落ち込んでいく」），さらに意欲が低下する（「気分が落ち込めば落ち込むほど，ますますやる気が出なくなる」）。

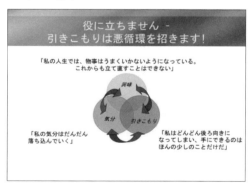

図3.42　うつ病の悪循環

悪循環について話し合う際には，とりわけ引きこもりの悪影響を強調しなければならない。この悪循環は回復の役に立たず（図3.42），むしろ症状を全体的に増悪させる。したがって，引きこもりに逆らい，活動してみることこそ回復にとって重要だということになる。

スライド54から58では活動性を上げるための行動へと進む（「この悪循環を断ち切りましょう！」）。ただし，参加者に過大な要求をしないことが重要である。うつ病の急性期には，活動性を上げるための小さな一歩にも非常に多くのエネルギーを必要とするからであ

る．必要に応じて，モジュール3の「ちょうど良いバランスを見つける！」に戻ってもよい（3.4「モジュールと課題」参照）．例えば，友人宅への訪問が負担なら短い電話を入れてみる，というのが小さな一歩にあてはまる．こうした行動を高く評価して，参加者のモチベーションを高めることが肝心である．最後に，長期的な学習と記憶への定着を支援するため，「学習ポイント」で内容を復習する．

一般的なアドヴァイス

多くの研究で，「反すう rumination」と「心配する to worry」は別のものとして扱われている（例えば，Watkins, Moulds & Mackintosh [2005]）が，重なる部分も多い．心配は定義どおり将来の出来事が対象になるが，反すうは過去の出来事に関係する（本節【参加者からの難しい質問】を参照）．D-MCT では反すうが重要な位置を占めるが，反すうでも心配でも対処法は似ており，反すうと心配を分けると参加者が混乱する可能性もある．一般的には，反すうとうつ病との関連は強く，心配は全般不安症と強く関連する．

参加者が自分の価値観や行動に関して学んだことを日常生活に応用するためには，自分の反すう経験や引きこもり経験について語る機会が是非とも必要である．

特別なアドヴァイス

「象について考える」（スライド33）練習では，「数分間，象のことを考えないでください！」という指示を，ある程度の間隔をおいて繰り返すと効果が増強される．

参加者からの難しい質問

スライド22に関する参加者からの質問例：「典型的なうつ的反すう」についてのスライドでは，反すうがとりわけ過去の出来事と関係していると書かれていましたが，私は将来の出来事について特に思い悩んでいます！

トレーナーからの回答例：心理学では，反すうは特に過去の出来事と関係することが明らかにされています．あなたがよく考えることが将来と関係するなら，反すうではなく心配の方が問題なのかもしれません．しかし，反すうと心配はよく似ていますから，私たちが話し合った対処法もきっと役に立つでしょう．

反すうへの取り組みに関する参加者からの質問例：私は特に，友達とうまくいかないことをくよくよ思い悩みます．それが自然なことだとはわかっていますが，どうすれば人間関係をネガティブに考えないようになれるでしょう？

トレーナーからの回答例：人との関係がうまくかないことは辛いし，悲しいでしょう．それを考えてしまうのは自然なことです．あなたが本当にお聞きになりたいことは，「友達とうまくいかないことに関する反すうは，自分にとって有益かどうか？」ということだと思います．

参照資料

　反すうに対するメタ認知は，メタ認知質問紙（MKF［MCQ］, Arndt et al., 2011; Wells, 2011：4.3を参照）でアセスメント可能である。また，ウェルズによるメタ認知療法（Metacognitive Therapy）も参考になる。うつ病の悪循環については行動療法に関する多くの著作で取り上げられている（特に，Schaub et al.［2006］）。練習問題のいくつかは強迫性障害のための myMCT（Moritz & Hauschild, 2012）から援用した。

復習シートに関するヒント

　復習シート（巻末資料を参照）では，非機能的な対処法である反すうと引きこもり，およびそれらに関与する非機能的なメタ認知が繰り返し現れる。参加者には，反すうから自分を切り離すための有益なイメージを考え出してもらう。次に，簡単にできる呼吸練習法が説明される。引きこもりに関して，参加者は具体的な活動計画を立てるよう求められる。過剰な負担を防ぐために，参加者はセッションの終わりに，ホームワークを反すうに対するものにするか，引きこもりに対するものにするか決めたほうが良い。

3.8　モジュール 7：考え方のかたより 4

> **概要**
>
> **このモジュールのねらい**
> 　「結論の飛躍」（「マインド・リーディング」＝他の人が抱いているネガティブな考えを「読もうとする」こと，「運命占い」＝悪い未来を予想すること）を助長する思考の歪みを確認して修正すること。

目的

　状況を評価する際に，第一印象（多くの場合，ネガティブな印象）だけに従わないよう伝えることがこのモジュールの目的である。様々な例と練習問題から，結論へ飛躍してしまうことの非機能性と，それに結びつく思考の歪み（「マインド・リーディング」と「運命占い」）を明らかにする。

　うつ病では，状況に対する最初の判断がネガティブにかたよっている可能性がある。そのため，最初の判断を信用しすぎることがいかに非機能的かを伝える。結論の飛躍は，例えば，心配や恐怖のようなネガティブな気分を強めてしまい，かたよった解釈を助長して不幸な未来を実現させてしまうかもしれない。したがって，柔軟な態度を維持しながら，多くの情報を集めることが重要となる。

モジュールと課題

　このモジュールは，「考え方のかたより」に関する短い導入部から始まる（3.1「トレーニングの開

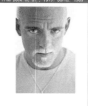

図3.43 考え方のかたより「マインド・リーディング」の概説

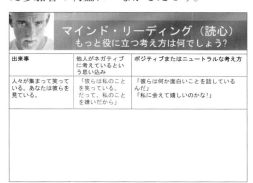

図3.44 マインド・リーディングの例

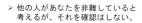

図3.45 マインド・リーディングの修正

始」を参照）。その後，結論の飛躍を定義づけ（スライド8と9），うつ病における結論の飛躍の特徴について説明する（スライド10から12）。2種類の結論の飛躍，「マインド・リーディング」（図3.43，スライド13から37）と「運命占い」（スライド38から47）が具体的に説明される。

トレーナーが定義を説明するよりも，まず，結論の飛躍とはどのようなものだと思うか質問すると参加者の意欲が高まる。続いて，このことを既に知っていたか，個人的な実例が思い浮かぶか，について質問する。この質疑によって，結論の飛躍がグループ内で深く理解されるようになる。また，参加者から提供された実例をもとにトレーニングすると，提供してくれた参加者の利益につながるだろう。

マインド・リーディング 参加者と一緒にスライドの例（「人々が集まって笑っている。あなたは彼らを見ている。」：図3.44，スライド17から19）について話し合う。思考だけでなく，思考が浮かぶと気分と行動がどうなるかディスカッションしてもよい。

続いて，マインド・リーディングの利点と欠点を検討する（スライド23から27）。追加として，「他の人が考えていることを正確に読むことができますか？」という質問を投げかける（図3.45，スライド27）。

「そもそも私たちは，他者の考えをどの程度読むことができるのか」を検証するために，『画家はどのように考えたでしょう？」という課題で，様々な絵（例えば，図3.46）のタイトルを考える（スライド28から37）。

絵の中にはタイトルがすぐにわかるものもあるが，よく観察しないとわからないものもある。選択肢のネガティブなタイトルから，画家の「ネガティブな考え」に結論が飛躍してしまう人もいるだろう。各参加者がタイトルを決めた後で，全員で様々な可能性についてディスカッションする。そう考えた根拠や代替案，あるいは反証を集める（「それぞれの細かい部分のどこがタイトルに合っていて，どこが合っていないでしょうか？」）。参加者は，自分が見逃した絵の要素，タイトルを正確に示している絵の要素，他の答えを選ばなかった理由に注目する（本節「特別なアド

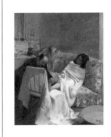

図3.46 画家の心を読む：「正しいタイトルは何でしょう？」
（正解は a. ペディキュア）

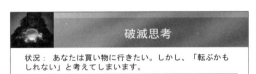

図3.47 考え方のかたより「運命占い」の例

ヴァイス」も参照）。絵を提示した直後とディスカッション後の自分の考えを比較することによって，結論の飛躍とマインド・リーディングの欠点がよく理解できる。参加者の中に，異なる解釈を主張するグループが形成されたら，トレーナーはディスカッションを促して意見交換させるとよい。また，提示する絵の数は，議論に使える時間に合わせて調整する必要がある。

運命占い　「運命占い」も導入部と例によって説明される（スライド38から47）。この例は，かつてD-MCTに参加した女性の発言に基づいている。路面が凍結するほど寒い冬の朝，彼女は外に出たら「転ぶかもしれない」という不安を抱いた。その後，彼女は，思考の歪みに合致する多くの破滅的「予言」を次々に語った（「転んで，頭を打つかもしれない」，「頭を石に打ちつけるかもしれない」，「頭を強打して意識を失うかもしれない」，「そんな私を誰も見つけてくれないだろう」：図3.47）。

ここでの目的は，ネガティブな予言（「予想される最悪のシナリオ」）の替わりに，別の，破滅的ではない予測を伝えることである。例えば，①かりに転ぶとしても，「つまずいて，尻餅をつくかもしれない」。②かりに頭から転ぶとしても，「頭を軽くぶつけるかもしれない」（図3.47）。つまり，それぞれが破滅的ではない予測になっている。若者のグループでは，必要に応じて，追加で次のような例について話し合ってもよい：「私は試験に合格しないだろう」，「私は筆記試験に受かっても面接試験で落ちるだろう」，「私は勉強を続けられないだろう」，「私は就職できないだろう」，「私の残りの人生は，障害者年金だけで過ごすことになるだろう」。

続いて，運命占いの結果についてディスカッションする（例えば，「予言の自己成就」と「確証バイアス」：スライド48と49）。

最後に，結論の飛躍についての練習問題（マンガ課題：スライド50から55）を全員で行う。この練習問題は，このモジュールにとっては本質的ではないが，次の理由から取り組むことを勧めている。第一に，結論の飛躍によって他者との間で何が生じるか（この練習問題では言い争い）が明らかになる。第二に，この練

(1) 二人の男性が，夕暮れどきに，駐車場について議論している。
(2) ひとりの男性が，2台分の駐車スペースを占領している男性を非難している。
(3) ブルーのベンツの持ち主が，不当に非難されている。
(4) 二人の男性は，車の売買で意見が一致しない。

図3.48 結論の飛躍のマンガ課題（逆順で提示される絵）

習問題には現実的な効果がある。

　この練習問題では3枚の絵が時間的に遡る順番で示される。つまり，時間的には最後の絵が最初に提示され，時間的には最初の絵が最後に提示されるので，初めはあいまいな状況が3枚目の絵で明らかになる。それぞれの段階で4つの選択肢が検討される（図3.48）。

　第1の絵（スライドで3と書かれた絵）だけ見ても，正解（（3）「ブルーのベンツの持ち主が，不当に非難されている。」）はわからない。第1の絵だけでは，他の選択肢，例えば，「ひとりの男性が，2台分の駐車スペースを占領している男性を非難している。」が正解のように思われるが，それが誤りであることがのちに判明する。正解は第3の絵が提示されてようやくわかる！

　この練習問題で伝えたいことは，性急な決定（例えば，「ひとりの男性が，2台分の駐車スペースを占領している男性を非難している。」に即座に決めてしまうこと）は，確実な情報に基づいて下されたように思われても，間違っている可能性があるということである。

　最後に，このモジュールの内容が「学習ポイント」でまとめられる（スライド56から60）。

一般的なアドヴァイス

　可能ならば，症状が重かったときの自分の状況や経験を参加者に語ってもらうとよい。例えば，最初のネガティブな印象や認知が，後で不適切だったと判明した出来事について語ることは，その人だけでなく全員にとって貴重な機会になる。

特別なアドヴァイス

　スライド30から37（絵のタイトル当て／「画家はどのように考えたでしょう？」）では，多様なタイトルが想定できる絵を意図的に選んでいることを最後に明らかにする。それによって，人間（ここでは画家）の考えを正確に推測することがいかに難しいかを理解できる！

　さらにここで伝えたいことは，人の視点はそれぞれまったく異なっているのだから，回答が正しいか間違っているかは問題にならないということである（正しいタイトルを当てられなくても失敗でもなんでもない！）。「はずれ」ることは学習効果を上げるためにむしろ必要である。表3.2に，絵のタイ

表3.2　絵のタイトル当てについてのヒント（スライド30から37）

絵	タイトル	正答のヒント
1	「月を見つめる二人の男」	月は絵の中心にある（cにあてはまる）。墓石や亡霊は描かれておらず，場面は穏やかである（aやbに合わない）。絵の雰囲気は夜の場面にふさわしい（dに合わない）。
2	「セビリアの水売り」	前景の男性はぼろぼろの服を着ている。グラスの中の液体には色がない。白ワインでももっと黄色く見える。テイスティングだったらグラスがいっぱいになるまで注がないだろう（cに合わない）。
3	「ペディキュア」	男性は明らかに女性の足先に集中している（aにあてはまる）。女性はリラックスしている（bに合わない）。医者の道具や治療設備がない（cとdに合わない）。
4	「訪問」	男性の注意は明らかに小鳥に向けられ，視線を上げている（ただし，aにもあてはまる）。男性の視線は本から逸れている（cには合わない）。

トル当てについてのヒントを掲載した。

マンガ課題（スライド52から55）では，それぞれの絵について正しいと考えた選択肢（正解らしさで選択肢に順位をつけてもよい）や，最初から除外した選択肢について質問する（「どの選択肢が最もあてはまると思いましたか？」，「どの選択肢を除外しましたか？」，「その判断には，どのくらい確信をもっていますか？」）。その回答に対して，他の参加者に賛成か反対か挙手を求める。様々な意見についてディスカッションして，自分の解釈を修正する（「あなたの考えは変わりましたか？」）。判断を間違った参加者には，もっともらしく見えることが早まった決定をさせてしまうのだ，ということを理解してもらう。以前の判断は新しい情報や解釈によって修正されたり，場合によっては否定されたりしてもよい。また，性急に結論を出してしまうと，意見の衝突や争いのたねになることをよく理解してもらう。

> **参加者からの難しい質問**
> **参加者からの質問例** 私には急いで何かを決定するという問題はありません。むしろ，まったく決められないことが問題なのです！ この考え方のかたよりは，私にはあてはまらないのではないでしょうか？
> **トレーナーの回答例** 実際，それはあなただけの問題ではなく，決めるのが難しいというのはうつ病でよくみられる症状です。多くの人は，「友だちの招待に応じてパーティに行くべきか，行くべきでないか？」というように，「意識して」決めなければならない場合に起きやすいと言います。そのとき，「招待状が届くのがあまりに遅かった。きっとあの人はお義理で私を招待したんだろう」とか，「パーティでみんなは私を憐みの目で見るだろう。誰も私と話したがらない。私はばかみたいに突っ立っているだけで，最後には気分が悪くなるに違いない」というような，性急でネガティブな認知を無意識に選んでいるかもしれません。この例では，性急にネガティブな結論に飛躍し，ネガティブな考えをマインド・リーディングして，それらに基づいてネガティブな運命占いをしているのです。このようなネガティブな認知は，決定の修正をさらに難しくしてしまいます。

参照資料

練習問題と図版のいくつかは，統合失調症のためのMCT（Moritz, Vitzthum et al., 2013, www.uke.de/mct）から借用した。

復習シートに関するヒント

復習シート（巻末資料を参照）では，結論の飛躍に関する情報が繰り返される。例と練習問題は「マインド・リーディング」と「運命占い」に分かれている。

参加者は，結論の飛躍に関する体験を思い出すように指示される。この思考の歪みへの対処の第一歩は，その状況に関して代替可能で合理的な解釈を考えることであり，そう考えたときの結果が重要

である。

トレーナーからの要求が過剰になったり，ホームワークが通り一遍の作業になったりすることを防ぐため，参加者には「マインド・リーディング」か「運命占い」のどちらかだけを復習するよう指示しても良い。その場合，参加者はセッション中に，どちらが自分にとって重要かを決めておく必要がある。

3.9　モジュール8：感情の誤解

> **概要**
>
> このモジュールのねらい
> （1）他者の感情を理解する
> （2）感情に関する非機能的なメタ認知を修正する

目的

モジュールの前半部分では，他者の感情や内的状態を理解するうえで相手の表情がどのような意味を持つのかを明らかにする。それと同時に，私たちは相手の表情を簡単に誤解してしまうことも示される。

他者の感情の理解には，その時の自分の感情が強く影響する。抑うつ気分のときには，他者のジェスチャーや表情がネガティブに，あるいはこちらを拒否しているように解釈される。相手のジェスチャーや表情を正しく理解するためには，多くの情報を集めなければならない（例えば，そのときの状況や，相手についての予備知識）。それを伝えることによって，参加者は注意を出来事の背景により強く向け，表情の細部（例えば，しかめっつらに見える要素）に左右されてはいけないことを学習する（モジュール7の「結論の飛躍」も参照）。さらにこのモジュールでは，感情に関する非機能的なメタ認知を修正することも目的とされる。

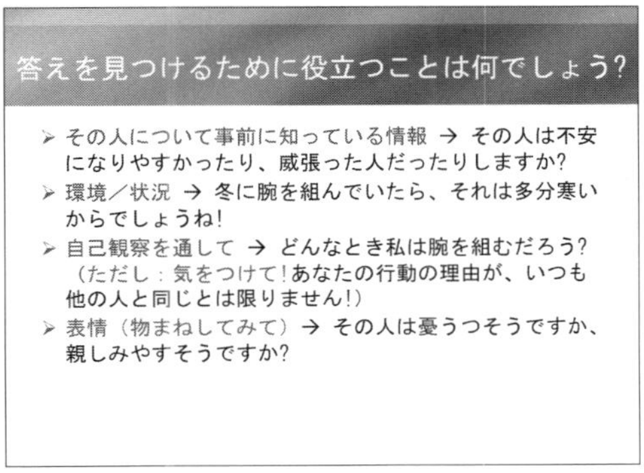

> **答えを見つけるために役立つことは何でしょう？**
>
> ➤ その人について事前に知っている情報 → その人は不安になりやすかったり，威張った人だったりしますか？
> ➤ 環境／状況 → 冬に腕を組んでいたら，それは多分寒いからでしょうね！
> ➤ 自己観察を通して → どんなとき私は腕を組むだろう？
>   （ただし：気をつけて！あなたの行動の理由が，いつも他の人と同じとは限りません！）
> ➤ 表情（物まねしてみて）→ その人は憂うつそうですか，親しみやすそうですか？

図3.49　「ある人が腕を組んでいます。なぜ？」という問いに関する補足スライド

モジュールと課題

感情　「感情の誤解」への導入として，スライドの人物が腕組みをしている理由をできるだけたくさん探すよう参加者に求める。続いて，「答えを見つけるために役立つことは何でしょう？」と問いかける（スライド5から11）。トレーナーは参加者の回答をスライドで補足する（図3.49）。

続くスライドでは，うつ病との関連性を浮き彫りにする（スライド12と13「これがうつ病とどう関係する

のでしょう？」)。うつ病では他者の表情認知に問題があることが伝えられる。例えば, ニュートラルな表情でも悲しんでいるとか拒絶的だとかと解釈してしまう。ただし, これは実験研究による知見なので, 個々人にはあてはまらない可能性もある（注意！）。すべての参加者の感情認知が必ず歪んでいるわけではない（他のモジュールと同様に, 全員がすべての思考の歪みで苦しんでいるわけではない)。

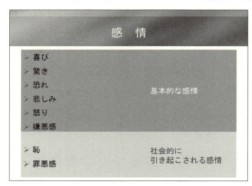

図3.50　あなたはどの感情を抱いたことがありますか？

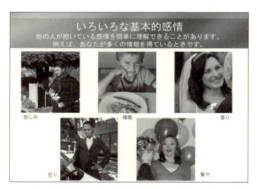

図3.51　感情識別の練習―背景情報がある場合

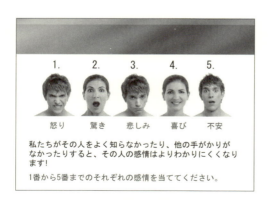

図3.52　感情識別の練習―背景情報がない場合

次の練習課題では, 参加者が知っている感情を尋ねるが（スライド14), 回答をフリップチャートのようなものに書き並べると良い。ただし, この作業には時間をかけず, ディスカッションはしない。CBTでは一般に, 感情, 思考, 行動を厳密に区別するが, ここでは時間をかけずにCBTの考え方を援用するにとどめる。参加者の回答がどのようなものであっても積極的に取り上げ, 素早くソーティングして適切な感情に分類する。回答をまとめたり補足したりするのはスライド15と16で行う。その際に,「基本的な感情」と「社会的に引き起こされる感情」を区別する（図3.50)。

明らかに区別できる感情は本能的な反応パターンであり, 基本的な感情としてどの文化圏でも同じように解釈されている。このスライドで挙げられている基本的な感情（喜び・驚き・恐れ・悲しみ・怒り・嫌悪感）は, 1970年代にエクマンが提案したものである（例えば, Ekman & Friesen (1971); 後に「軽蔑」が付け加えられた)。基本的な感情と並んで, 学習によって獲得される「恥」と「罪悪感」もスライドでは挙げられている。これらはヨーロッパよりアジアの文化で大きな意味を持っていることや, アジアでは怒りを露わにしてはならないという文化差も伝えると良い。

導入をスムーズにするため, 次のスライドの表情に基づいて感情を分類するよう参加者に求める（図3.51)。

その感情にふさわしい背景情報があると感情の識別は簡単になる。写真にウェディングベールが写っていると結婚式を連想し, 喜びのようなポジティブな感情が連想される。一方, うつむいた男性の背後に墓が写っていると, 埋葬とそれに関連する悲しみの感情が連想される（他の絵は, 駐車違反切符＝怒り, 食べ物

＝嫌悪感，風船＝驚き）。

次のスライドでは背景情報がない（スライド19から21）ので，感情の識別は難しい（図3.52）。

次の課題では，参加者にまず写真の一部分だけを示し，その後，写真全体を示す（スライド22から30）。スライドの人物に何が起こっているのか考え，それにふさわしいものを選択肢から選ぶよう求める。4つの選択肢それぞれの妥当性についてディスカッションする（図3.53）。全員が答えを決めた後に，写真の全体像を見せて正解を明らかにする（図3.54）。

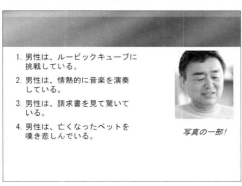

図3.53　写真の一部　　　　　　　　　　　　　図3.54　謎解き

背景情報から見てどの選択肢に正解の可能性があるか，もう一度参加者とディスカッションする。ここで強調されるのは，私たちは相手の表情を誤解しやすいので，正しい判断のためには利用可能な情報をできる限り集める必要があるということである。重要なのは，第一印象に固執しないことや，柔軟なものの見方をすることである。日常生活と関連づけるために，参加者の実例を挙げてもらうと良い。

これまでの部分は「最初の結論！」で終わる（スライド31から33）。ここでは，人の表情はさまざまな要因の影響を受ける（例えば，パーキンソン病やボツリヌス毒素製剤［ボツリヌストキシン／Botox®］によって）ことも強調する。

続いて，他者に関する（あるいは，他者の動機に関する）判断に自分の気分が影響するということを練習問題で明らかにする（スライド34から36）。

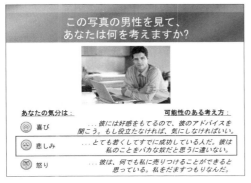

図3.55　相手の表情解釈に影響する自分の感情

銀行に行き，アポイントなしで銀行員や保険の相談員と会っているところを参加者に想像してもらう。それを助けるためにスライド34で写真が示される。スライド34の男性の表情はいくつもの解釈が可能である。参加者は，その時の自分の気分（楽しい，悲しい，不安）によって，状況をどのように評価するか，最初に何を考えるかを検討する。重要なのは，気分が異なるとこの男性への評価も異なるということである。さらに，その気分や行動の結果についても話し合う（図

3.55)。

　次に第二のまとめが行われる（スライド37から39）。ここで重視されるべき点は，他者のゼスチャーや表情の解釈に自分の気分が影響を及ぼしてしまうことである。モジュール2の記憶と同じく，感情もバラ色ではなく灰色のメガネを通して見られ解釈されてしまう。また，他者の表情の解釈はモジュール7のマインド・リーディングと関連し，自分を拒絶していると誤解してしまうことが多い。

　次のパートは，テーマへの導入として感情の「意味」を問うことから始め（スライド40），次のスライド（スライド41から47）によって詳しく説明される。可能であれば，スライドの質問一つひとつに対して参加者に回答を求めるべきである。

　次の感情の「意味」は弁証法的行動療法（Bohus & Wolf, 2009）から援用した。
（1）感情はコミュニケーションに役立つ
（2）感情は行動を準備する
（3）感情は生き生きと感じることを引き起こす

　上記の「感情」は，うつ病スペクトラムに特徴的な感情としての，あるいは症状の一部としての抑うつ気分に書き換えられる。抑うつ気分や悲しみのような感情に進化心理学的な意味があるということは重要である（Bohus & Wolf［2009］, p.240）。ただし，ボーフスとヴォルフは抑うつ気分の進化的役割は未だ不明確だとしている。感情はネガティブなものであっても重要であり，ネガティブな感情を悪者にしたり，排除したりすることには意味が無い。これを伝えることによって，感情に関するメタ認知を修正することがここでの目的となる。

　まとめとして，「感情は，いつも現実の鏡でしょうか？」という問いについて実例を交えてディスカッションする（スライド48から52）。実例には次のようなものがある。「私が飛行機の墜落を恐れているだけであって，実際に飛行機は墜落しない」，「もし私が避けられているように感じても，その人には私を避ける理由がない」。

　その際，「感情に基づいた推論」という思考の歪みも紹介する（スライド52）。うつ病では，「自分のネガティブな感情は，実際にひどいことが起こった証拠なのだ」と信じる傾向があるからだ。

　最後に，このモジュールの内容が「学習ポイント」でまとめられる（スライド53から58）。

特別なアドヴァイス

　写真を使った課題をすべて行う必要はない。練習問題に使うことができる時間，参加者の能力，ディスカッションの熱心さなどによって選択する課題の数を決めればよい。

> **参加者からの難しい質問**
> **参加者からの質問例**：うつ病を患って以来，どうしたらポジティブな感情を感じられるのか，もうまったくわからなくなってしまいました！
> **トレーナーの回答例**：1日の中でかなりの時間，悲しかったり，暗い気分だったりするのはうつ病の症状です。また，多くの患者さんが，強い感情を抱くことができないと言います。モジュー

ル2の「記憶」で話し合ったように，今の気分は記憶にも影響します。今の気分に合う記憶には簡単にアクセスできますが，気分に合わないことを思い出すのは難しいのです。このことは，感情の記憶にもあてはまります。うつ病が良くなったら，再びポジティブな感情を思い出すことができるようになります。こうした記憶はなくなっているわけではなく，単に記憶にうまくアクセスできないだけなのです。これまでの人生にポジティブな感情があったと思い出すことが，まずはあなたの役に立つでしょう。

参照資料

感情に関する心理教育は Bohus & Wolf（2009）に依拠している。練習問題と図のいくつかは，統合失調症のための MCT（Moritz, Vitzthum al., 2013, www.uke.de/mct）から借用している。

復習シートに関するヒント

復習シート（巻末資料を参照）には，モジュールで紹介した「感情」についての情報がまとめられている。参加者は，相手の感情を理解しようとする際に，早まって特定の解釈にこだわらないための練習を行う。そのために，例えば，いろいろなジェスチャーや表情について，できるだけ多くの解釈を考えなければならない。

第4章　個人精神療法への D-MCT の応用

4.1　はじめに

　私たちの経験によれば，D-MCT は伝統的な個人 CBT と容易に組み合わせることができる（例えば，Hautzinger［2013］や Schaub et al.［2006］を参照）。D-MCT をどのような場合に，どのような方法で行うかについてはこの章の後半で明らかにしたい。これまでのところ実証データがまだほとんどないので，臨床研究の成果を定期的に追跡してほしいが，CBT と D-MCT に共通する優れた要素とこれまでの実践経験は，うつ病の治療者にとって不可欠なものだと考えられる。

4.2　CBT に基づく個人精神療法への応用

　自己分析能力が低下し，自己観察が困難なうつ病患者に対して，D-MCT の重要な要素であるグループ・トレーニング（2.1　参照）が有効に働くのと同様に，D-MCT の素材はうつ病の個人精神療法に適していることが実証されている。私たちの経験によれば，一次性のうつ症状を呈する患者，つまりうつ病の患者だけでなく，二次性のうつ症状を呈している患者にも有用である。

　例えば，D-MCT に参加したことがある患者に，個人精神療法開始までの待機期間で橋渡し的に，D-MCT を個別に提供することは可能である。また，入院時に D-MCT に参加した患者に，外来で個別に提供してもよいだろう。どちらの場合も，既に伝えられている情報をまとめたり，内容をその個人に特化させたりすることに重点を置く。「ティーチ・バック」の形で，内容を患者がトレーナーに説明する方法をとることも可能である。個人 D-MCT で扱われる内容や彼らの実体験を検討した結果は，患者の日常生活に応用されなければならない。ここでは既往歴や簡易診断面接（4.3　参照）から得られた情報が必要となる。状況に応じて復習シートの練習問題を統合させることもできる。

　D-MCT の素材はグループ・トレーニングとは切り離して使用できる。D-MCT のモジュールは，トレーナーが患者にとって重要な素材を選択しやすいように構成されている。個人に用いる場合は，既往歴や簡易診断面接から導かれた障害モデルや中心的な思考の歪みに合わせて素材を選択する。多くの練習問題には，CBT の典型的なテーマを掘り下げるための図が付属している。

　すべてのモジュールを番号順に行う必要はない。また，CBT の治療構造に D-MCT の素材を統合できる。さらに，D-MCT の内容は，個人の障害モデルから導かれる「オーダーメイド」介入を補うこ

とができる。個人精神療法では，集団で実施するよりも内容をその個人に合わせやすい（1.5 参照）。一般的な CBT のプロトコル（Beck et al., 2010; Wilken, 2012）にしたがって，意識していないが繰り返されてしまう認知を確認するために，まずはカラム法による記録に基づいて患者と一緒に，その人にとって重要な思考の歪みを同定する。続いて，うつ病を持続させてしまう認知の検討に重要な D-MCT のモジュールや素材を選ぶ。思考の歪みとそれに該当する D-MCT のモジュールやスライドの一覧と，個人精神療法で内容を深化させるにふさわしい復習シートのモジュール番号を表4.1に挙げた。他のテーマは表4.2に挙げた。

表4.1 思考の歪み：重要な思考の歪みと説明，該当する D-MCT の素材

思考の歪み	説明	該当モジュール	素材（内容）
メンタル・フィルター	ネガティブな細部に選択的に注目することと文脈全体を見ないこと。	モジュール1	スライド10から24（定義・思考の歪みの修正を含む実例） 復習シート・モジュール1
過度の一般化	個別のネガティブな出来事を一連の不幸の一部とみなしてしまうこと。	モジュール1 モジュール4	スライド26から31（定義・思考の歪みの修正を含む実例） スライド52（日常での思考の歪みを修正するための「豆の練習」・復習シート・モジュール4も参照）
「すべき」思考	「人はこうすべき」，「人はこうでなければならない」，「人はこれをしてはいけない」と強く考えること。逸脱を許さない厳格なルールや規範を設定すること。	モジュール3	スライド9から18（定義・思考の歪みの修正を含む実例） スライド19から29（過度の要求の利益とリスクの分析） 復習シート・モジュール3
白黒思考	完璧にできなかった場合（要求が100％満たされなかった場合），完全な挫折であると信じて疑わないこと。	モジュール3	スライド31から37（定義・思考の歪みの修正を含む実例） スライド39から44（適切なモノサシを見つける） 復習シート・モジュール3
ポジティブなことへのダメだし	（1）ネガティブな結果や情報を受け入れること。	モジュール3	スライド46から50（定義・思考の歪みの修正を含む実例） スライド52から54（ネガティブな結果や情報の扱いの改善） 復習シート・モジュール3
	（2）ポジティブな結果や報告を拒否すること。	モジュール3	スライド55から61（定義・思考の歪みの修正を含む実例） スライド62から68（褒め言葉の受け入れ） 復習シート・モジュール3
拡大しすぎと値引きしすぎ	自分の失敗や問題の程度と深刻さを大きく見積もりすぎてしまうこと。自分の能力を過小評価してしまうこと。	モジュール5	スライド9から21（練習問題・定義・思考の歪みの修正を含む実例） 復習シート・モジュール5
うつ的な帰属スタイル	失敗は自分に帰属する（「片方の靴［だけ］を履く」）。成功は状況／運，他者のおかげ，ある	モジュール5	スライド22から28（定義・実例） スライド29から61（一面的な帰属スタイルの結果）

	いは評価しない（「誰でもできる」）。		スライド62から70（練習問題を含む帰属スタイルの修正） 復習シート・モジュール5（多様な要因を取り入れたバランスの良い原因帰属の練習）
マインド・リーディング	相手の考えを勝手に解釈して読み取る。相手が拒絶的な態度をとっているというネガティブな考えに支配されている。	モジュール7	スライド13から27（定義・思考の歪みの修正を含む実例・思考の歪みの結果） スライド28から37（修正の練習） 復習シート・モジュール7
		モジュール8	スライド17から33（修正のための練習問題）
		モジュール8	スライド34から39（他者からのシグナルに対する自分の気分の影響） 復習シート・モジュール8
運命占い	状況を悪くとらえる予想—「より暗い」や破滅を予言する。	モジュール7	スライド38から49（定義・思考の歪みの修正を含む実例・思考の歪みの結果） スライド51から55（練習問題） 復習シート・モジュール7
感情に基づいた推論	まさにネガティブな感情が表現したことを現実に起こったこととして受け入れる（「私は気分を害した――だから，あなたは私を侮辱したに違いない！」）	モジュール8	スライド48から52（定義）

　D-MCTでは表4.1以外の思考の歪みも扱う（1.3参照）。特にモジュール2（記憶）は，CBTにおける既存のコンセプトをさらに深めたものになっている。既往歴や簡易診断面接によって把握された症状が，不安や低い自己評価だけでなく記憶や集中力とも関係している場合（例えば，「携帯電話が見つからない。認知症だったらどうしよう？」），適切な要素をこのモジュールから提供する（3.3　参照：電話が見つからないことが認知症の証拠だと主張するなら，「結論の飛躍」や「運命占い」から提供する）。集中力，記憶，気分の関係を明示すると，多くの患者は楽になる。こうした情報は，自分自身を十分理解して，自暴自棄にならないようにし，これまで気にしていた記憶や集中力の問題を解決させる。また，記憶を向上させる方法を補足的に紹介することも役に立つ。

　次に示すCBTによる伝統的な治療ステップ（Hautuinger［2007］，p.223）では，D-MCTはとりわけ心理教育（ステップ2）と認知修正（ステップ5）で利用できる。

＜CBTの伝統的な治療ステップ＞
（1）治療関係の構築と主要な問題の明確化
（2）心理教育
（3）行動活性化
（4）社会的能力の強化
（5）認知修正

（6）日常生活への応用，効果の保持，再発防止

　しかし，他の治療ステップでも，D-MCT を導入の手段として用いたり，CBT のテクニックと統合したりすることができる。その目的で，異なるモジュールから内容と練習問題を選んで組み合わせることが可能である。
　例えば，行動活性化（ステップ3）は D-MCT の素材によって効果を上げることができる。モジュール6「不具合な行動とその対策」の悪循環に関する情報は，社会的引きこもりや行動活性化に対して有効である。モジュール4「自尊心の低下」は，ポジティブな行動の活性化に有効である。
　D-MCT を用いれば，行動活性化を妨げる主要な思考の歪みを最初から検討することもできる。行動活性化に取り組もうとすると，モジュール3の「すべき」思考，「白黒思考」，「ポジティブなことへのダメだし」が現れることは珍しくない。この状態では，自分の能力に対する公正なモノサシを見つけることは難しい。もし患者が，自分自身に過大な要求をしたり，達成したことを過小評価したりする傾向があると（「散歩なんかたいした活動じゃない。前は公園でジョギングもできた！」），何一つ行動できないだろう（「公園を一周走れないなら，一歩も外に出られない」）。このような患者の行動活性化が可能になるためには，モジュール3からの適切な素材選択と，それによる思考の歪みの修正が必要である。
　個人 CBT をサポートするために，D-MCT の素材は自由に構成できる。表4.2は，CBT における典型的な治療目標と，それに適した D-MCT の素材の分類である。治療目標は，個別に立てられた障害モデルと，そこから導かれる個別の治療プランから明らかになる。

表4.2　治療目標と D-MCT の素材の分類

目的	治療処置	モジュール	素材
認知・感情・行動の関連を理解する。	認知モデルに関する心理教育を行う。	導入部分	「参加者のしおり」
行動を活性化する。	うつ病の悪循環に関する心理教育；具体的で実行可能な行動と対策	モジュール6	スライド46から53（社会的引きこもり・悪循環） スライド54から58（行動活性化） 復習シート・モジュール6
過度な要求をやめる。	過度な要求の短期的，長期的結果を検討する。	モジュール3	スライド19から29（過度の要求の利益とリスクの分析） スライド38から44（公平なモノサシの発見） 復習シート・モジュール3
強化の源泉を構築する。	再構築した対策を伝達する。	モジュール4	スライド44から46（気分と自尊心を上げるためのヒント） 復習シート・モジュール4
記憶と集中力の問題に対処する。	記憶と集中力の問題の重要性を確認して，ノーマライズする。記憶や誤記憶の主観性について心理教育を行う。記憶の改善法を伝達する。	モジュール2	スライド5から50 スライド66から73（具体的対策） 復習シート・モジュール2（客観的な認知に関する練習問題／記憶と誤記憶）

ポジティブな記憶への接近を改善する。	記憶と気分の関連について心理教育を行い，「良いこと日記」を紹介する。	モジュール 2	スライド51から65（練習問題と情報） 復習シート・モジュール 2
自分に対する思い込みをやめ，高すぎる基準を目指さない。	身近な手段への回帰と，その手段を現実的で公平に評価する。	モジュール 4	スライド 5 から 8（定義） スライド 9 から15（自尊心が高い人の直接的，間接的な特徴） スライド16から23（自尊心のみなもと） スライド24から28（長所を明確に意識すること） スライド29から38（他者との不公平な比較） スライド44から46（自尊心に関するその他のヒント） 復習シート・モジュール 4
		モジュール 3	スライド57から61（ポジティブな結果や情報の拒否） スライド62から68（褒め言葉の受け入れ）
反すうを避ける。	反すうに対する非機能的なメタ認知を修正する。	モジュール 6	スライド 6 から17（反すうに対するメタ認知） スライド18から30（反すうの特徴） 復習シート・モジュール 6
反すうに対する非機能的な方略を減らし，代替の思考と行動を強化する。	思考抑制の「実験」を行う。 注意深く意識しながら呼吸法を練習する。	モジュール 6	スライド33から37（練習問題） 復習シート・モジュール 6 スライド38から45（注意深く意識しながら行う呼吸の練習） 復習モジュール 6
社会的能力と他者との相互作用を改善する。	他者の感情を表すサインを同定し，それを適切に解釈する。	モジュール 8	スライド 5 から13（感情の理解） 復習シート・モジュール 8 スライド15から33（基本感情の概説と表情の解釈に関する練習問題） スライド34から39（他者のサインを解釈する際の自分の気分の影響） スライド40から52（感情に関する心理教育）
機能的な認知を構築する。	対策を伝達する。	モジュール 1	スライド34から48（視点の変換・「今，ここで」につながる具体的な言葉・意識的な誇張）

4.3 アセスメントの方法

　個人精神療法でどのように D-MCT を選択するについては，生活歴等からの情報とともに，次に挙げる尺度も役に立つ。これらの尺度は，治療効果をモニターしたりコントロールしたりするために，介入中にも使用されることもある。

非機能的態度尺度（Dyfunctional Attitude Scale: DAS）

この尺度（Hauzinger et al., 1985）は，うつ病の典型的かつ基本的な信念を測るものである。機能的・非機能的な40項目から構成されており（**概要**を参照），7件法で回答する。合計点が高いほど，非機能的態度が強いことを意味する。尺度の信頼性（内的安定性・クロンバックの α 係数），妥当性，感受性は十分高い（Hautzinger, Joormann & Keller, 2005）。

概要

DAS の項目例

▶容姿がよく，頭が良く，お金持ちで，創造的でなければ，幸せになるのは難しい。
▶もし私がミスをしたら，私は人から軽く見られるだろう。
▶もし何かをうまくできないのであれば，それをする意味はほとんどない。
▶私が少しでも失敗したら，それは完全な失敗と同じくらいよくないことだ。
▶頼れる人がいなかったら，人はきっと悲しい気持ちになる。

メタ認知質問紙（MCQ-30）

メタ認知質問紙（ドイツ語版は Arnd et al.［2011］:MKF-30：英語版は Wells［2011］:Metacognitions Questionnaire［MCQ-30］）は，次の5つの尺度でメタ認知の歪みを測る。

（1）心配に対するポジティブな信念
（2）思考の統制不能と危機に関するネガティブな信念
（3）認知能力への自信のなさ
（4）思考統制の必要性に関する信念
（5）認知的自己意識

（項目例については**概要**を参照）

MCQ-30は，元々は65項目あったウェルズ（Wells, A.）とカートライト＝ハットン（Cartwright-Hatton, S.）によるメタ認知質問紙（MCQ-65）の短縮版である。

概要

MCQ の項目例

▶心配に対するポジティブな信念：心配することは，自分には問題解決の役に立つ。
▶思考の統制不能と危機に関するネガティブな信念：心配になったら，もうやめるしかない。
▶認知能力への自信のなさ：単語と名前に関する自分の記憶にあまり自信がない。
▶思考統制の必要性に関する信念：もし自分の思考をコントロールできないなら，それは弱さのしるしである。
▶認知的自己意識：つねに自分の思考と思考プロセスを観察している。

反すう反応尺度(Ruminative Responses Scale, RRS)

反すう反応尺度(Treynor et al., 2003)の10項目ヴァージョンは,抑うつ的反すうの頻度を測定するもので,モジュール6(反すうを扱うモジュール)の適用を検討する際に役立つ。4件法で回答する。ドイツ語版の信頼性は確認されていない。

訳注)10項目 RRS の日本語版の信頼性と妥当性は多くの研究によって確認されている。

> **概要**
>
> **RRS の項目例**
> 悲しい,あるいは落ち込んでいると感じた場合……
> ……私はこう考える:「なぜ自分は他の人にはない問題を抱えているのだろうか?」

ローゼンバーグ自尊感情尺度(Rosenberg-Self-Esteem-Skala, RSE)

自尊心を測定する10項目からなる RSE は,モジュール4の効果を上げるためのヒントとなる(**概要**を参照)。得点が高いほど適切な自尊心をもっていると評価される。ドイツ語版の内的安定性は $α > 0.8$ と高い(Roth et al., 2008)。

> **概要**
>
> **RSE の項目例**
> ▶全体として,自分自身に満足している。
> ▶全体として,自分自身が無能な人間だとみなす傾向がある。

4.4 個人精神療法へ転用するための一般的な実践ヒント

患者と相談してすべてのモジュールを実施することになったら,グループ・トレーニング用のヒントに配慮しながら,スライドをコンピュータかタブレットで一緒に見ることを勧める。スライドを印刷したものを一緒に見ながら進めてもよい。

多くの場合,個人精神療法では,患者と目標を共有しつつ,特定の思考の歪みと一部の練習問題を選ぶことになる。その際,特定のスライドや復習シートの練習問題だけを選んでもよい。実施方法は,トレーナー,時間,素材によって異なるだろう。治療開始時に高く構造化されていることが,治療終了時までのトレーナーの役割を首尾一貫したものにする。

付録

参加者のしおり

グループ・ルール

ホームワーク（復習シート）1-8

文献

資料ダウンロードについて

画像著作権

索引

付録の概要

参加者のしおり……………………………………………………………………………………… **75**
グループ・ルール…………………………………………………………………………………… **83**
ホームワーク（復習シート）
Homework 1　モジュール　1——考え方のかたより1 ………………………………… **84**
Homework 2　モジュール　2——記憶力の低下 ………………………………………… **92**
Homework 3　モジュール　3——考え方のかたより2 ………………………………… **99**
Homework 4　モジュール　4——自尊心の低下 ………………………………………… **108**
Homework 5　モジュール　5——考え方のかたより3 ………………………………… **118**
Homework 6　モジュール　6——不具合な行動とその対策 …………………………… **129**
Homework 7　モジュール　7——考え方のかたより4 ………………………………… **135**
Homework 8　モジュール　8——感情の誤解 …………………………………………… **142**

注）参加者のしおり，グループ・ルール，およびすべてのホームワークは，オンラインでダウンロードできる資料に含まれています（p.152）。

参加者のしおり

うつ病のためのメタ認知トレーニング（D-MCT）

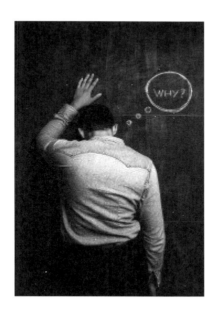

参加者の皆さんへ

うつ病のためのメタ認知トレーニング（D-MCT）とは，うつに悩む方のためのグループ・トレーニングです。

このしおりには，D-MCT に関する簡単な説明が書かれています。初回に参加される前にお読みください。

いつどこに集まるのでしょう？

いつ：	
どこに：	
連絡係：	

メタ認知トレーニングで重要なこと

「メタ」とはギリシャ語で「〜について」という意味があります。「認知」とは，わかりやすく言うと「考える」ことです。そのため，「メタ認知」とは「考えることについて考える」と訳すことができます。

D-MCTのメタ認知とは，距離を置いて思考のプロセスを検討することを意味します。それを例えて言えば，図1のように人工衛星の位置から眺めてみる，ということになります。

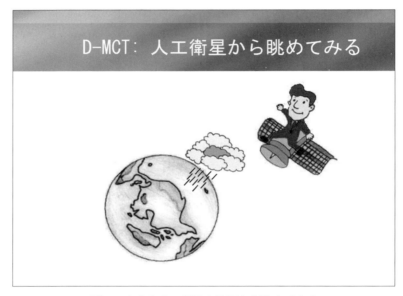

図1　自分を人工衛星の位置から眺めてみる

思考はうつとどのように関連するのでしょう？

思考がうつの感情や行動にどのように関連するか，例を見ていきましょう：
あなたの誕生日に，親しい友だちが何の連絡もくれないという状況を想像してみてください。
ここでは，例として4人の異なる反応を挙げましょう。1人は怒り，1人は穏やか，1人は恐れをいだき，1人は悲しんでいます（図2）。

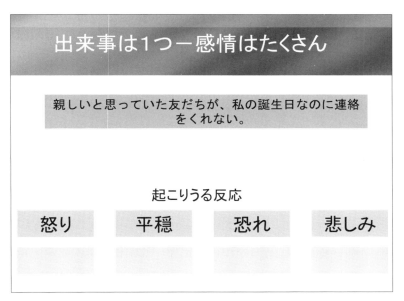

図2　同じ出来事に対する4つの異なる反応

　怒りを示した人は，次にどのような行動を取るでしょう？　その人は友だちを非難するEメールを出すかもしれません。もしかしたら絶交してしまうかもしれません。それでは，平穏な人，恐れている人，悲しんでいる人は，それぞれどのような行動を取ると思いますか？

　平穏な人は取り乱すことなく自分の誕生日を祝うでしょう。恐れている人は，友だちの身に何かあったのではないかと心配するかもしれません。悲しんでいる人は，泣き出して深く考え込んでしまうかもしれません（図3）。

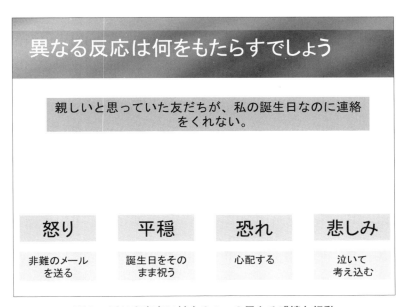

図3　同じ出来事に対する4つの異なる感情と行動

同じ出来事に対して，なぜこれほどまでに異なる感情や行動が現れるのでしょう？　この違いの原因は何でしょう？

　それはつまり，同じ出来事であるにもかかわらず，人はそれぞれ異なる捉え方（思考）をするからなのです。同じ出来事であっても，それをどのように評価するか，あるいはそれからどのような結論を導くかによって，異なる結果に至るのです（図4）。

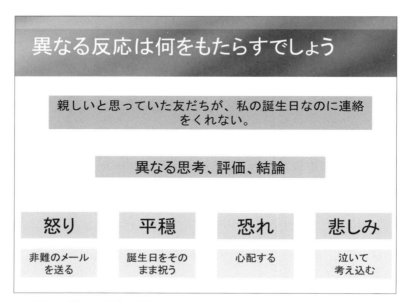

図4　異なる思考・評価・結論は、異なる感情と行動を引き起こす

　では，例として，怒りを示した人はどのような捉え方（思考）をしているのか考えてみましょう。一方，平穏な人，恐れている人，悲しんでいる人は，それぞれどのような捉え方をしていると思いますか（図5）？

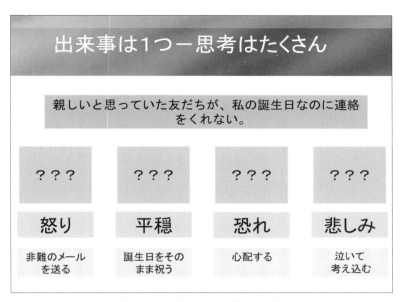

図5　どのような思考があてはまるでしょう？

　怒りを示した人はこう考えるかもしれません。「なんてひどい奴だ！　いつも自分のことばかり考えて，人のことなんかまったく考えもしない。もう絶交だ！」。一方，平穏な人はこう考えるでしょう。「きっと携帯の充電が切れたか，カレンダーに書き間違えたか，休暇でどこかに行っているか，あるいは仕事に追われているんだろう」。恐れている人は，「あの人の身に何か大変なことが起きたに違いない！」と心配するかもしれません。悲しんでいる人は，「自分はどうでもいい存在なんだ。だから忘れられたんだ」と考えるかもしれません（図6）。

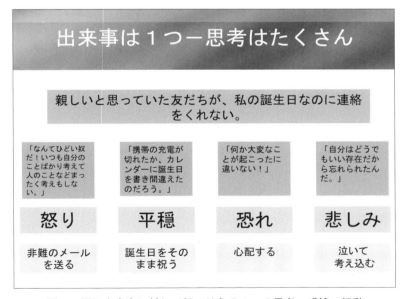

図6　同じ出来事に対して起こりうる4つの思考、感情、行動

私たちの思考は感情と行動に影響します。しかし，感情も思考に影響を与えます。だから，人はネガティブで悲しい気分のときは，ポジティブで幸せな考えを抱くことが難しいのです。ネガティブな気分のときはネガティブな考えになりがちです。また，私たちの行動も思考に影響を与えます：例えば，何か楽しいことを行うと，ポジティブな気持ちになります。まとめると，感情と思考と行動は，お互いに影響し合っていることになります（図7）。

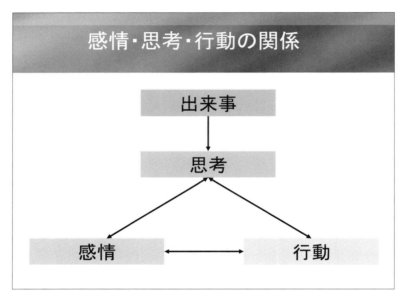

図7　思考・感情・行動の相互関係

　なぜ人は，それぞれ異なる考えをもち，同じ状況を経験しながらそれぞれ異なる評価を与え，まったく異なる結論を導き出すのでしょう？

　どのような思考が頭に浮かぶかは，普段どのような考え方をしているかという，いわゆる「思考スタイル」に大きく関係しています。また，私たちの思考は，これまでの人生で培われた「信念」（例：「自分は完璧でいなくてはならない」「自分は失敗してはいけない」）に影響されます（図8）。

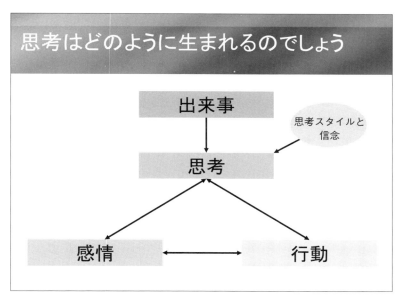

図8　思考は思考スタイルや信念に左右される

　思考スタイルや信念に歪みがあったり，一面的で現実とかけ離れていたりすることは，よくあることです。そのため，歪んだ思考が生じやすくなります（図9）。

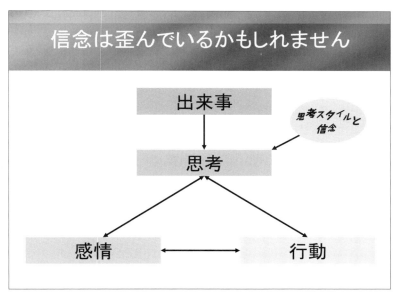

図9　思考スタイルと信念は歪んでいる可能性があります

　うつにおける思考の歪みは，症状の進行と長期化に関連します。D-MCTはうつにみられる典型的な思考の歪みを理解するための知識を提供します。D-MCTを通して，日常生活で思考の歪みがどの

ように作用するのか，そしてそれをどのように見つけ出して改善させるのかを一緒に考えます。さらに，うつを長引かせてしまう習慣と信念に対処できるようにします。

　8回のD-MCTの概要：D-MCTでは，2回ごとに，うつに典型的な思考に歪み（例えば，メンタル・フィルター，ポジティブなことへのダメ出し，結論の飛躍）を通して「考え方のかたより」を深く掘り下げて検討します。残る4回では，記憶，自尊心，感情の誤解，典型的なうつの行動（例：引きこもり，反すうなど）をテーマにします。

　私たちはあなたがD-MCTに参加されることを大歓迎しています。どうぞ次の「グループ・ルール」を読んでください。このしおりについて質問があれば，セラピスト（D-MCTのトレーナー）に遠慮なく尋ねてください。

グループ・ルール

うつ病のためのメタ認知トレーニング（D-MCT）

（1）参加者が全員そろって始められるように，開始時間に遅刻しないでください。

（2）参加者もトレーナーも個人的情報を尊重し，グループ内で話し合われた事柄を口外しないでください。

（3）全員に発言権があり，また「沈黙権」もあります。何を，どのように，いつ発言するかは，自分で判断してください。

（4）お互いの意見を尊重してください。もし，他の人の意見に賛成できない場合でも，特定の行動や問題点に焦点をあてて，個人攻撃はしないでください。

（5）他の人の話をさえぎらないでください。

（6）発言をするときは，「私は……です」という形の発言をしてください。

（7）間違えを恐れないでください。このグループ内で間違えたことは大切な学びになります。

（8）欠席したり早退したりしなくてはならないときは，トレーナーに前もって知らせてください。

（9）D-MCTについての悩みや質問がある場合（特に外来患者さんの場合）は，セッション直後にトレーナーに伝えてください。

| Homework 1 | モジュール1——考え方のかたより1 |

うつ病を抱えたときの「考え方のかたより」に,どうして気をつけなければならないのでしょう？

- ▶ うつ病の方の多くは,独特な方法で情報を処理しているといわれています。
- ▶ このうつ病的な考え方のパターンは,現実に基づかなかったり,一方的だったりします（例：注目するのは自分のエラーだけだったり,状況・出来事・人間関係のちょっとしたマイナス面だけだったりします）。
- ▶ これを「考え方のかたより」とよびます。これがあると,症状が重くなったり,長い間続いたりしてしまいます。

考え方のかたより1：メンタル・フィルター

メンタル・フィルター——どういう意味でしょう？

- ▶ ちょっとしたマイナス面を一所懸命に探して,それに注目してしまうこと。
- ▶ 現実を見る目が曇ってしまいます。たとえばそれは,インクが一滴落ちただけでも,グラスの水全体が濁ってしまうのに似ています。

これから1週間,実際に起きた出来事に対して,自分がどのようにメンタル・フィルターをかけてしまうか気をつけてみてください。そして,例のような状況で,あなたが体験したものを1つ書き出してください。次の例はセッションで取り上げたものです：

> **例**
> 「職場の会議で,あなたは自分のアイディアを発表しています。ほとんどの人は耳を傾けてくれていますが,ひとりだけ携帯電話をいじっている人がいます」
> メンタル・フィルター：「誰も私の話を聞いてくれない…私のアイディアはつまらないんだ！」

あなたの例を挙げてください：

_____

_____

_____

あなたのメンタル・フィルターは何ですか？：

_____

_____

_____

Ⓒ Jelinek・Hauschildt・Moritz, Metakognitives Training bei Depression. Weinheim: Beltz 2015
Ⓒ 石垣・森重・原田,うつ病のためのメタ認知トレーニング（D-MCT）．金子書房 2019

| Homework 1 | モジュール1——考え方のかたより1 |

メンタル・フィルターを行った結果，あなたの感情と行動はどのような影響を受けましたか？

> **例**
> 「自分は馬鹿だ。自信もない。次の会議でも，自分のアイディアなんて言うべきじゃないんだ」

あなたの例ではどうなりますか？

_____

_____

この考え方は正確でしょうか？　いいえ！　では，もっと役に立つ考え方は何ですか？

> **例**
> 「何人かは質問をしてくれたから，聞いてくれていたはずだ。ただ，全員が私のアイディアをおもしろいとは思わないだろう。それに，あの人は，会議中に携帯電話をいじっていることが多い」

あなたの例ではどうなりますか？

_____

_____

役に立つ考え方をすると，あなたの感情と行動はどうなるでしょう？

> **例**
> 「多分私は，注意を払ってくれない人にイライラしたんだ。だけど，他の人からの質問にはちゃんと答えることができた。自分は満足にできた。将来のチームミーティングでも役に立つことができるさ」

Ⓒ Jelinek・Hauschildt・Moritz, Metakognitives Training bei Depression. Weinheim: Beltz 2015
Ⓒ石垣・森重・原田，うつ病のためのメタ認知トレーニング（D-MCT）．金子書房　2019

| Homework 1 | モジュール1——考え方のかたより1 | 3/8 |

あなたの例ではどうなりますか？
___
___
___

もしこの状況に，あなたの信頼している人がいたのなら：
この状況で他の人も自分と同じように考えるかどうかを，誰か信頼できる人に尋ねてみてください。

> **例**
> 「同僚は私がプレゼンをしている間，携帯をいじっていたんだ。どうしてあの人は，携帯をいじっていたのだと思う？」

その場に誰かいましたか？　あなたはその人に何と尋ねてみますか？
___
___
___

その人はどう答えるでしょうか？（質問への答えを想像するだけで十分かもしれません）
___
___
___
___

考え方のかたより2：過度の一般化

「過度の一般化」——どういう意味でしょう？
- ▶ ある1つの悪い出来事が，終わりのない悪い出来事の一部に見えてしまうこと。
- ▶ その悪い出来事を言い表すのに「いつも〜だ」や「決して〜ない」という言葉がよく使われます。

| Homework 1 | モジュール1──考え方のかたより1 |

これから1週間，あなたが過度に一般化してしまう状況に注目して，もっと役に立つ考え方ができるよう試してみてください。

次の例を，課題を考える際に役立ててください：

> **例**
>
> あなたが友だちの誕生日を忘れていたら，次のようにつぶやく代わりに：
> 「私は友だちとして，いつもだめだなぁ」
>
> ……特定の状況を具体的な言葉で言い表すようにしましょう。例えば：
> 「今年は誕生日を忘れてしまった。あまり良いこととは言えないけれど，遅ればせながら，まだお祝いの気持ちを送ることはできる！」

あなたはどのような状況で「いつも～だ」や「決して～ない」という言葉を使いますか？

_____

_____

その特定の状況をもっと具体的に言い表すとしたら，何と言いますか？

_____

_____

> **例**
>
> あなたが料理を失敗してしまったとき，次のように悪いことを考える代わりに：
> 「私は，ちゃんとした料理を作ることが全然できない。まったくダメな人間だ」

| Homework 1 | モジュール1——考え方のかたより1 |

> ……「今，ここ」に注意を向けるようにしてみましょう：
> 「今日はうまくいかなかった。ちょっと気分が落ちるけど。でも，だからといって次もうまくいかないわけじゃない。またトライしてみよう」

あなたは，どのような状況で悪い未来を予想してしまいますか？（モジュール7「結論の飛躍」も参照してください）

_____

_____

あなたの例では，「今，ここで」につながるどのような言い方ができますか？

_____

_____

例

あなたは新しく買った家具を組み立てることができません。自分に対して次のように冷たく言い放つ代わりに：
「私はできそこないだ。ちゃんとできることは何もない」

……自分の見方を変えてみましょう。例えば，親しい友人が同じ状況にいたらどのように話しかけるか考えてみてください：
「ひとりで細かい部品を組み立てるのはかなりキツいよ。それに，組み立て説明書もとても難しくてわかりづらかった」

あなたはどんなとき，自分に冷たくあたりますか？

_____

_____

Homework 1　モジュール1——考え方のかたより1

もし親しい友人がその状況にいたら，何と言ってあげますか？

_____
_____
_____

例

出来事の悪い面が，他の良い面すべてを台無しにしてしまうように感じることがあります。

状況：あなたは休暇に旅行へでかけました。すると，1日だけ雨が降りました。

自分自身に向かって：「休暇がすべて台無しだ——雨は決して降りやまないだろうよ。家にずっといるべきだった」

面白くふくらませてみる：
面白いストーリーになるよう想像してみませんか？　あなたのかたよった考え方にユーモアを加えてみましょう。これは，ネガティブな考え方から距離をとることに役立ちます：

あなたは破滅的な出来事を予言しました——そのリゾート地が1週間にわたる土砂降りに見舞われるだろう。人々は箱舟を作り避難しました。あなたは皆を救った「予言者」「ヒーロー」だと褒めたたえられます。

あなた自身の例（あなたがメンタル・フィルターをかけ，悪い面で良い面をすべて塗りつぶしてしまったとき）：

_____
_____

面白くふくらませてみると：

_____
_____

| Homework 1 | モジュール1――考え方のかたより1 |

うまくいくヒントをもう少し

あなたが役に立つ考え方をして，すぐ効果が現れた状況に注目してください。そんな自分にご褒美をあげましょう！

初めての挑戦でうまくいかなくても大丈夫です。その経験は，後から役に立ちます。例えば，このトレーニングが終わってから効果が現れることもあります。

例

あなたは外国語を間違って使ってしまいましたが，自分に次のように言うことができました：
「外国語の単語をひとつ間違えて使ったからといって，それは私の知能とは何の関係もない。誰だって間違って使ってしまうことはあるさ」

ご褒美：
「こう考えた自分へのご褒美に，30分ほどバルコニーでお気に入りの紅茶を飲んで休むことにしよう」

あなた自身の例：
_____
_____
_____

あなた自身へのご褒美：
_____
_____
_____

まとめ

学習ポイント：
▶ ここで取り上げた日常生活におけるうつ的考え方（メンタル・フィルター，過度の一般化）に気をつけてください！

| Homework 1 | モジュール1──考え方のかたより1 |

▶ より役に立つ考え方を思い出してみましょう。たとえば：
　── 「今，ここで」の特定の状況について，具体的な言い方をするようにしてみましょう！
　── あなたの見方を変えてみましょう（「もし私の親しい友人が同じような状況にいたら，私はなんて声をかけてあげるだろう？」）。
　── うつ的な考えの結果をわざと大げさにふくらませて，距離をとるようにしましょう（「ストーリーをもっとばかばかしく，おかしく作り直してみる」）。

ご意見

質問や疑問，起こった問題，または経験したことなど，あなたが次の回で話したいことのためのスペースです。ご自由にお書きください：

_____
_____
_____
_____
_____

他にもご意見があれば，どうぞお書きください：

_____
_____
_____
_____
_____

| Homework 2 | モジュール2——記憶力の低下 |

「記憶力」はうつ病とどのように関係しているのでしょう？
▶ うつ病の方の多くは，注意力が低下して記憶力が悪くなったと訴えます。
▶ 注意力の低下はうつ病の診断基準にも含まれています。

すべてを記憶することは理論的に可能でしょうか？
▶ いいえ！　記憶力には限度があります。
▶ 私たちは，平均で約60％の内容しか思い出せないのです（つまり，約40％は思い出せないということです）。
　—— 利点：私たちの脳は，関係のない情報は蓄えません。しかし……
　—— 欠点：……重要な情報もたくさん失われてしまいます（たとえば，約束，休日の記憶，学校で学んだ知識など）。

注意力と記憶力

▶ 注意力はスポットライトのようなものです。その瞬間は，舞台上の1つの物だけが照らしだされます。
▶ 私たちは，注意を向けた物事だけを正確に思い出せるのです！
▶ 私たちを取り巻くすべての情報に，同時に注意を向けることは不可能です。
▶ どのくらい記憶できるかは，どのくらい集中していたかにかかっています。

うつ病では，注意力と記憶力の低下がどのように起きるのでしょうか？
▶ ネガティブな考えに強くとらわれると（「反すう」されると），あなたの注意はすべてそれに向けられてしまいます。
▶ その状況では，他の（もっと大切な）物事に注意する力はほとんど残っていません。注意力のスポットライトがあなたの「心の中」だけに焦点を当て続けるからです。
▶ 「反すう」に影響されて弱くなった注意力のもとでは，物事の詳細を記憶することはできません。

よくある心配：私はアルツハイマー病になってしまったのだろうか？
▶ いいえ！　うつ病を抱えているときの記憶力の低下には理由があります。一時的に起こるもので，認知症に比べて深刻さは格段に低いのです（認知症では，基本的に何も思い出せません）。

| Homework 2 | モジュール2——記憶力の低下 |

- 正確に言えば，入ってくる情報量が減少している状態であり，すっかり「忘れてしまう」状態とは違います。
- うつ病に生じやすい意欲減退，無気力，エネルギー低下が，入ってくる情報量を減少させるのです。
- 何度も繰り返されるネガティブな考え（反すう）やうつ病自体が改善すれば，記憶力は回復します。

同じものを見れば，皆が同じように記憶できるのでしょうか？
- いいえ。人はそれぞれ，物事を違う見方でとらえています！
- 一般的に，私たちは個人的に意味のある情報に注意を向けます。たとえば，それが今の自分の気分にぴったり合うという理由からです。

> こんなゲームをしてみませんか：
> 「私はスパイ」ゲーム（「私は見えるけど，君には見えないものなーんだ？」）を友だちと一緒にやってみましょう。あなたは，皆それぞれ違うことに興味を持っていることに気づくでしょう。

記憶ちがい
- おぼえていることすべてが，実際にその通り起こったとは限りません。私たちの記憶は，ビデオカメラのようにすべてを詳細に記録し再生することはできません。
- 脳は，過去の似たような出来事と現在のイメージを混ぜてしまうことがあります。また私たちは，記憶を「論理」で補ってしまうこともあります（セッションで検討した例を思い出してください）。

記憶力の低下とうつ病
- 抑うつ気分になると嫌な出来事を思い出しやすくなります——楽しかったことや，感情と無関係な出来事は思い出しづらくなります。
- 出来事はバラ色のメガネではなく，灰色のメガネを通して見られがちになり，それが再体験されて記憶されてしまうのです！
- 例：
  クラシックのコンサートの最中に咳が止まらなくなってしまいました。後からその嫌な思い出はよみがえりますが，美しかった音楽のことは思い出せません！

記憶ちがいとうつ病
- 感情の色がついた記憶も，記憶ちがいに関係します。
- これが現実的なものの見方を邪魔して，うつ的な解釈が優勢になってしまいます（つまり，うつ的な解釈に「証拠」が追加されてしまうのです）。

| Homework 2 | モジュール2——記憶力の低下 |

では，自分の記憶を信用してはいけないのですか？
▶ いいえ！　記憶ちがいは自然なことで，誰にでもあることです。
▶ 心にとめておいてほしいことは，（他の人と同じように）あなたの記憶はビデオカメラではないため，記憶ちがいは多かれ少なかれ起こるということです。
▶ ネガティブな状態では，灰色のメガネを通して見られて記憶されてしまうことをおぼえておいてください。
▶ 日々の生活で起きるポジティブな出来事を，もっと記憶していられるように練習しましょう。たとえば，その日にあったうれしい出来事を毎晩記録する「良いこと日記」をつけるようにしてみましょう。

日常生活で記憶ちがいを防止するには？
（1）できるだけ日常のスケジュールをシステム化すること。行動をルーチン化するほど物忘れのリスクは減ります。
（2）「整理整頓」も物忘れ防止に役立ちます。特定の場所に物を置けば，どこにあるかを忘れずにすみ，必要な物をもっと早くみつけることができます。
（3）大事なことについてのメモを，そのことと関連する場所に貼る（例：服薬計画表を冷蔵庫や洗面所の鏡の横に貼っておく，持っていく物を玄関に置く）。
（4）予約を書き込むためのカレンダーや，記憶サポートグッズを利用しましょう（例：スマートフォンや電子メールのお知らせ機能）。
（5）重要なことをノートに書きとめられるように（たとえば，「やることリスト」を書きとめる），いつもメモ帳（あるいは，小さいカレンダー）とペンを持ち歩くクセを身につけましょう。
（6）書きとめたいことがあるのに筆記用具がないときは，その内容と別のものごとを結びつけておぼえるようにしてみてください（例：ハンカチに結び目を作る，指輪をいつもとちがう指にはめる，石をポケットに入れる）。
（7）おぼえるときに，いろいろな感覚と手段を使うようにすれば，もっと記憶に残るようになります。聞く，見る，話し合う，応用するというさまざまな「ルート」を使うようにしてみましょう。

個人での復習：
次からは，このモジュールで習ったことを日常生活でどう役立てるかが示されています。ここに挙げた例を使っても，ご自分の事例で考えても，どちらでもかまいません。

Homework 2　モジュール2――記憶力の低下

注意力

もっと簡単に物事に集中するには，どうしたらよいでしょうか？

> **例**
> 「一度に1つのことだけをする。たとえば，読書中はテレビを消しておく」

私がしたいことと，それを実行したい**具体的な**時期（日時）は：

_____

_____

もっと上手に物事の良い面に注意を向けられるようになるには，どうすればよいでしょうか？

> **例**
> 「散歩の途中で目に入る風景一つひとつによく注意を払い，特にポジティブな面を記憶に残すようにする」散歩の時，周囲のものを意識し，特に目についたポジティブなものを……

私がしたいことと，それを実行したい**具体的な**時期（日時）は：

_____

_____

記憶力

紹介された記憶力アップのヒントのうち，どれを今週試してみますか？（「日常生活で記憶ちがいを防止するには？」を参照のこと）

> **例**
> 「家の玄関の鍵を特定の場所に置いて忘れないようにする：帰ったら，鍵はクツ箱の上に置く。

Homework 2	モジュール2——記憶力の低下

私が試してみたいことは？

_____
_____
_____

補助手段を使わずに物事をおぼえておくためには，どんな方法がよいと思いますか？

> **例**
> 「興味深い記事を読んだ。その内容を記憶にとどめておくために，インターネットなどでもっとよく調べてみたり，内容を友人に話してみたりする」

使ってみる方法と，それを実行する**具体的な**時期（日時）は：

_____
_____
_____

記憶力と気分

ポジティブな出来事をもっとおぼえておくために，私に何ができるだろう？

> **例**
> 「『良いこと日記』を作って，毎晩その日に起こったささやかなうれしい出来事を書きとめるようにする」

私がしたいことと，それを実行する**具体的な**時期（日時）は：

_____
_____
_____

| Homework 2 | モジュール2——記憶力の低下 |

それを行うためには，どんな準備をいつ行う必要があるだろう？

例
「使いやすいノートとペンが必要なので，明日の午後買いに行こう」

あなたの例では：

_____

_____

_____

まとめ
学習ポイント
▶ うつ病での記憶力の低下には理由があります（例：注意力の方向性の変化，ひんぱんに繰り返されるネガティブな考え）。
▶ 認知症とは違い，うつ病の注意力と記憶力の低下は一時的で，うつ病が改善すれば記憶力はもとに戻ります。
▶ 一般的に，私たちの記憶は作り変えられやすいものです！　記憶にはゆがみが生じやすく，特に今の気分に左右されやすいのです。
▶ うつ病のときは，物忘れしないためにリマインダー（カレンダーや付箋など）を利用したり，「良いこと日記」をつけたりしましょう。
▶ 完全な人間はいません：私たち人間は物忘れするものです。これは自然なことであり，物忘れすることが都合のよいときもあるのです。

| Homework 2 | モジュール2——記憶力の低下 |

コメント欄

質問や疑問，起こった問題，または経験したことなど，あなたが次の回で話したいことを書くためのスペースです。ご自由にお書きください：

_____
_____
_____
_____
_____
_____

他にもご意見があれば，どうぞお書きください：

_____
_____
_____
_____
_____
_____
_____

Homework 3　モジュール3──考え方のかたより2

「考え方のかたより」はうつ病とどのように関係しているでしょう？
- ▶ うつ病の方の多くが，独特な方法で情報を処理しているといわれています。
- ▶ このうつ病的な考え方のパターンは，現実に基づかなかったり，一方的だったりします（例：何かがほんの少し欠けただけで，完全な失敗だったと思い込む）。
- ▶ これを「考え方のかたより」とよびます。これがあると，症状が重くなったり，長い間続いたりしてしまいます。

うつ病の考え方のかたより1：「すべき」思考

「すべき思考」または「自分自身を縛りつける非常に高い基準」──どういう意味でしょう？
- ▶ 「すべき」「しなければならない」という言葉を使って，自分に何かを無理強いしようとすること。
- ▶ 厳格なルールや基準は，少しの間違いも許しません！

これはあなたにとって日常茶飯事ですか？　これから1週間，あなたが自分自身に高すぎる期待をかけてしまう状況に注目して下さい。下記の例を参考にすると：

> **例**
> 「私は約束の時間を必ず守らなければならない」

こう思うことに慣れていますか？　あなた自身にどのような高すぎる期待をかけていますか？

_____

_____

なぜ，自分自身に高すぎる期待をかけることが，そんなに重要なのですか？

> **例**
> 「遅刻することは決して良いことではない。他の人を待たせるのは失礼にあたる。私がその人を軽んじていると思われるか，私のことをだらしがない，周りに配慮しない人間だと思われるに違いない」

Homework 3　モジュール3——考え方のかたより2

なぜ，常に高すぎる期待をもち続けることがあなたにとって重要なのだと思いますか？

___

自分に対する高すぎる期待は，どのような利益とリスクを生み出すでしょう？

> **例**
>
> 利益：
> 「その期待を自分に課して達成することで，私はとても信頼できる人間だと思われるし，認めてもらえる。他の人が信頼してくれるのは嬉しい」
>
> リスク：
> 「一つひとつの約束の前に時計に張り付いていなければならないので，とても緊張する。もし遅れでもしたら，たとえ相手が気にしなくても私はひどく罪悪感を抱いてしまう」

あなた自身のもつ期待では：

利益：

___

リスク：

___

| Homework 3 | モジュール3――考え方のかたより2 |

もっと優しい態度／公平な基準は何ですか？

> **例**
> 「すべての約束で時間を厳守する必要はない。例えば，就職面接のときは友人と焼肉パーティをするときよりも時間を守ることが重要だ。なるべく約束の時間は守るようにしたいが，もし何かが起きてどうにもできないようなら，誰かに遅れることを伝えてもらうか，到着してから謝るかすればいい」

あなた自身のもつ期待について：もっと優しい態度／公平な基準は何ですか？

_____

_____

_____

考え方のかたより2：「ポジティブなことへのダメだし」

「ポジティブなことへのダメだし」――どういう意味でしょう？
▶ 「ポジティブなことへのダメだし」は次のように行われます：
　（1）ネガティブな反応の受け入れ
　（2）ポジティブな反応の拒否（ポジティブな経験を否定する，もしくはポジティブな経験を例外的だと考える）

ご存じでしたか？　次の1週間，あなたが受け入れることのできない良い反応，またはよく吟味しないで受け入れてしまう悪い反応に注目してください。

（1）ポジティブな反応の拒否

> **例**
> あなたの仕事ぶりが褒められて考えたことは：
> 「この人はただお世辞を言おうとしているだけだ。本心じゃない」
> 「この人がそう思っているだけだ」

| Homework 3 | モジュール3――考え方のかたより2 |

> あなたの考え方は，あなたの気分や自尊心にどのように影響したでしょうか？
> 「私は役立たずだ。やる気もおきない。私の自尊心はないに等しい」

これまでにあなたはどのような状況で，ポジティブな反応を受け入れることができなかったでしょうか？　その時あなたは何を考えていましたか？

_____
_____
_____

このような考え方は，あなたの気分や自尊心にどのような影響を与えましたか？

_____
_____
_____

相手からのポジティブな反応を「ためていく」ために，あなたはこの状況で何を目指したり，何に注目したら良いでしょうか？

_____
_____
_____

相手からのポジティブな反応を「ためていく」という方針に沿って行動することは，あなたにとって納得できることですか？　そうしたいですか？

_____
_____
_____
_____

> **例**
> もし，あまり気が進まないなら，もっと建設的な考え方は何でしょう？
> 「嬉しいなぁ。私の努力を認めてくれる人がいるんだ」

Homework 3　モジュール3――考え方のかたより2

> このような考え方は，あなたの気分や自尊心にどのような影響を与えますか？
> 「私にもできる力があると胸を張れるし自信も湧くなぁ。仕事へのやる気が起きる」

あなた自身の状況で，もっと役に立つ考え方は何でしょう？

_____
_____
_____
_____
_____

この考え方は，あなたの気分や自尊心にどのような影響を与えるでしょう？

_____
_____
_____
_____
_____

（2）ネガティブな反応をよく吟味せずに信じ込む。

> **例**
>
> あなたは批判されている：
> 「あの人たちは私が役に立たないことを見抜いている……」
>
> このような考え方は，あなたの気分と自尊心にどのような影響を与えますか？
> 「自信を失ってしまう。私は役に立たないし拒絶されているから」

| Homework 3 | モジュール3——考え方のかたより2 |

> もっと建設的な考え方は何ですか？
> 「あの人たちはたまたま機嫌が悪かったのでは？」
> 「この批判から，何か学ぶことはできるだろうか」

これまでにあなたはどのような状況で，ネガティブな反応をよく吟味せずに信じ込んでしまいましたか？

_____
_____
_____

このような考え方は，あなたの気分や自尊心にどのような影響を与えますか？

_____
_____
_____

もっと役に立つ考え方は何でしょう？

_____
_____
_____

この考え方は，あなたの気分や自尊心にどのような影響を与えるでしょう？

_____
_____
_____

例えば，褒め言葉や将来への希望など，ポジティブなことを受け入れるためには，どのような考え方が役に立つでしょう？

> **例**
> 「驚くべきことに，私に何かしてあげたいと思う人がいる。幸せを感じるなぁ」

| Homework 3 | モジュール3——考え方のかたより2 |

他にも，もっと役に立つ考え方はありますか？

_____
_____
_____

将来起こりうるネガティブな反応へ対処していくために，何が役立つでしょう？

> **例**
>
> 批判の内容を見分ける：
> 「これは私自身に対してではない——私の行動について言っているのだ！」

他に役に立つ考え方はありますか？

_____
_____
_____

考え方のかたより3：「白黒思考」

「白黒思考」——どういう意味でしょう？

- ▶ 何かが完璧でないと（要求が100％満たされないと），完全に失敗したと思いこむことです！
- ▶ 心の中に批評家がいて，物事を白か黒かだけで評価するのに似ています。

「中間地点」を考えることが良い結果を生む例を挙げられますか？

> **例**
>
> 外国語を学ぶとき：
> 「外国語は少しずつ学んでいくものなので，まずは1％程度から始めるとよい。例えば，何もしないより毎日10単語でも覚える方が身につく！」

| Homework 3 | モジュール3——考え方のかたより2 |

あなた自身の例を挙げてください：

_____
_____
_____

> **まとめ**
>
> 学習ポイント：
> ▶ 日常生活で，「すべき」思考，「ポジティブなことへのダメだし」，白黒思考に注意しましょう！
> ▶ あなたが目標を達成するために役立つモノサシを見つけましょう——あなた自身のバランスをとるための，公平でゆがんでいないモノサシ。それを使えば，欲しいものを手に入れるチャンスをつかめます！
> ▶ これを実行すると，あなたが「認知的落とし穴」にはまっても，自分自身を許せるようになります。
> ▶ 「ポジティブなことへのダメだし」を別の視点から見て対処できるように練習しましょう。
> 例えば：
> —— 批判の内容を見分ける（特定の行動 vs 性格全体）。
> —— 批判の前向きな部分を見つける。
> —— 褒め言葉を贈り物ととらえる。
> —— 褒め言葉を味わい，否定しない。

ご意見

質問や疑問，起こった問題，または経験したことなど，あなたが次の回で話したいことのためのスペースです。ご自由にお書きください：

_____
_____
_____
_____
_____

| Homework 3 | モジュール3——考え方のかたより2 |

他にもご意見があれば，どうぞお書きください：

_____
_____
_____
_____
_____
_____

Homework 4　モジュール4——自尊心の低下

「自尊心の低下」はうつ病とどのように関係しているのでしょう？
- ▶ うつ病の方の多くが，自尊心の低下に悩まされています。

自尊心の低い人は…
- ▶ 自分のことを「負け犬」だと思っている分野にばかり注目する傾向があります。
- ▶ 自分自身の価値を全部ひとまとめにして結論づける傾向があります（「私には全体として価値がない」）。
- ▶ 人格と行動を分けて考えることをしません（「何かがうまくいかなかった＝自分は負け犬だ」）。

自尊心

自尊心とは？
- ▶ **自分自身**に抱いている**価値観**です。
- ▶ これは**主観的**な価値観です。
- ▶ 他の人があなたをどう思うかはまったく関係がありません。

自尊心が高い人は，どんなところでわかりますか？
外から見える部分：
- ▶ 声：はっきりしていてわかりやすい。
- ▶ ゼスチャー／表現：アイ・コンタクトをとる，大切なことを伝えるためにゼスチャーを使う。
- ▶ 姿勢：背筋が伸びている，堂々としている。

外から見えない部分：
- ▶ 自分の能力に自信がある。
- ▶ 自分の犯したミスや間違いを受け入れている（自分自身の価値にケチをつけない）
- ▶ 反省することに抵抗がなく，いつも学ぶ態度でいる（ミスや失敗からも学ぶ）。
- ▶ 自分に対して前向きでいる。例えば，うまくいったら自分を褒める。

自尊心のみなもと
- ▶ 自尊心はずっと変わらないものではありません。むしろ，さまざまな活動を通して変化します。
- ▶ 大切なのは，自分の短所のみに注目するのではなく，長所やすぐれた力にも目を向けることです。

他の人と比較する
- ▶ 私たちは，無意識のうちに，自分を他の人と比べてしまいます。これは自然なことです。誰とどの部分で比較するかが，私たちの自尊心に大きく影響します：
  —— 他の人と比較するとき，「乱暴に結論づける」ことがよくあります（その理由は，「理想」が達成不可能なほど高かったり，アンバランスだったりするからです）。その結果，あなたの自尊心は傷ついてしまいます。

| Homework 4 | モジュール4——自尊心の低下 |

あなたの強みを覚えておきましょう——どうしたらいつでも思い出せるでしょう？

気分と自尊心を挙げるためのヒント：

▶ 良いこと日記：毎晩，その日うまくいったことを書き出してみましょう。心の中でその出来事を再現してみるのです。
▶ 褒め言葉を受け入れて，それをメモにして残しておきましょう。そうすれば，大変な状況に陥ったときに，褒められた体験をすぐ思い出すことができます。（貯金だと思ってください）！　その理由は：
  —— 紙に書き出したことは頭の中の記憶よりも正確だからです。ただし，気分が落ち込んでいるときに書き出すと不正確になってしまいますから気をつけましょう。
▶ ポジティブな行動：あなた自身のためになることをしてみましょう——可能なら誰かと一緒にやってください（例：映画を観る，友人とお茶を飲んだり散歩したりする）。
▶ 運動をする（少なくとも1日に20分間）——ただし無理は厳禁です——できれば，ウォーキングやジョギングのような有酸素運動をしましょう。
▶ 「気分が晴れる」ようなお気に入りの音楽を聴いてみましょう。

あなた自身の学習

次からは，自尊心を高めるためにあなたができる，具体的な練習方法を編み出すためのヒントが出てきます。

（1）あなた自身の強みをよく考える：
私がうまくできることは何だろう？　どのような状況で他の人から褒められるだろう？　私はどの分野でうまくやってきたのだろう？

例
「私は手先が器用で，運転もうまい」

あなたの強みは何ですか？

_____
_____
_____
_____
_____

| Homework 4 | モジュール 4 ―― 自尊心の低下 |

具体的な状況を想像してみて下さい：いつ，どこで？　具体的に私は何をして，誰が褒めてくれたのだろう？

> **例**
> 先週私は，友人の家の改装を手伝ったが，大変な作業だったのでとても役に立てた。それに，私は友人の車をとても狭い駐車場に停めてあげられた」

あなたの例では：いつ，どこで，物事をうまくこなすことができましたか？
あなたは具体的に何をしましたか，誰がそれを認めてくれましたか？

_____
_____
_____

（2）何かがうまくいったとき，またはあなたが褒められたときのことを書き出してみましょう！
　　　下の文章を参考にしてください：

> **良かったことを数えてみよう……**
> ……彼は「ずば抜けて」人生を楽しむことが上手な人だったので，とても長生きをしました。彼は外出するときは必ず，ひと握りの豆を胸ポケットに入れました。食べるためではありません。その日に起こった素晴らしい出来事を覚えて，数えるためでした。
> その日出会った素敵な瞬間――例えば，道端でのちょっとした楽しい会話，笑顔が素敵な女性に出会ったこと，美味しい食事，うまいタバコ，昼下がりの気持ちのいい木陰，一杯の上質なワイン――自分が「いいな」と思うたびに，彼は豆を右ポケットから左に移しました。ときには，一度に2つ，3つの豆を入れるときもありました。
> 夜になると，彼はソファーにゆったりと座り，左のポケットに入っている豆を数えました。この時間を祝福するような気持ちで過ごしました。こうすることで，その日「いいな」と思った瞬間を思い出すことができ，そのおかげで幸せな気分を味わったのです。豆がたった1個しかない日でも，彼にとっては良い日なのでした――それだけでも生きている価値があると考えていたからです。
> （作者不明）

次の1週間，ささやかな幸せを見つけて数えてみましょう。そして毎晩，その経験を日記に書き込んで，一つひとつの出来事を思い出してみてください。

Homework 4 モジュール4──自尊心の低下

（3）あなたの自尊心は，いろいろな種類のファイルがストックされている棚が集まったものだと想像してください……

▶ あなたがしばらく考えてこなかった棚がありますか？ あなたの生活のいろいろな場面を思い出して，下の棚の空欄を埋めてみましょう。

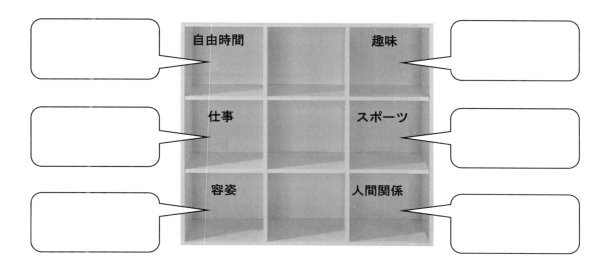

▶ 書き込めず空いてしまう棚がありますか？ 何か別の見方がないか考えてみてください。

例

「仕事の棚は空きが多い。短期の仕事しかしていなくて，稼ぎが悪いからなぁ」

あなたにとって，特にどの棚が空になっていますか？

_____

_____

| Homework 4 | モジュール4──自尊心の低下 |

> **例**
> もっと役に立つ,バランスのとれた見方は何でしょう?
> 「私の仕事で大金持ちにはなれないけれど,仕事仲間は私の仕事ぶりを認めてくれるし,とにかく仕事が楽しい」

もっと役に立つ,バランスのとれた見方は何でしょう?

_____

_____

_____

もし,以前は埋まっていたのに今では空っぽだと感じる棚があるなら──その棚を再びいっぱいにする良いアイディアはありますか? そうするために,あなたは何をしたいですか?

> **例**
> 「以前,私は走ることが大好きだった。でも今は,走ることが億劫で,やる気が出ない。明日スポーツクラブに,同じような経験をもつ人たちのランニングかウォーキングのグループがあるかどうか尋ねてみよう」

私が(再び)始めたいことは:

_____

_____

_____

(4)不公平な比較を避ける。
あなたが,他の人と比較して自分自身を低く評価してしまう場面に注目してください。

> **例**
> 「知り合いのAさんと比べると,私は本当に運動オンチだ。彼女と一緒にスポーツするのは,とても気が引けるなぁ」

| Homework 4 | モジュール4——自尊心の低下 | 6/10 |

あなた自身の不公平な比較の例は何でしょう：

_____
_____

このような比較は，あなたの気分や行動にどのような影響を与えるでしょう？

> **例**
> 「自分は他の人より劣っていると感じるので，他人の中に入るとどうしていいかわからなくなる。教えてくれると言われても，絶対に断るだろう」

あなたの例ではどうなりますか：

_____
_____

不公平な比較が生じるきざしはありますか？

> **例**
> 「友人のAさんは私よりずっと前からトレーニングしているし，私よりもトレーニングする時間を長くとれる。だから私よりもうまくなる」

あなたの比較が不公平になるのはなぜですか？

_____
_____

もっと公平な比較の仕方を考えてみるとどうなりますか？

> **例**
> 「友人のAさんは，私と同じ時期にこのスポーツを始めた。私は練習を通してうまくなったし，その練習方法が合っていた彼女はもっとうまくなった」

Ⓒ Jelinek・Hauschildt・Moritz, Metakognitives Training bei Depression. Weinheim: Beltz 2015
Ⓒ石垣・森重・原田，うつ病のためのメタ認知トレーニング（D-MCT）．金子書房　2019

| Homework 4 | モジュール4——自尊心の低下 |

あなたの例で，公平な比較をするとどうなりますか：

_____
_____
_____

このような比較の仕方をすると，あなたの気分や行動がどのように変わりますか？

> **例**
> 「私は自信をもつことができ，友人と私が努力して上手になったことを客観的に見ることができる。喜んでもっと頻繁に友人と練習に励むつもりだ」

あなたの例ではどうなりますか：

_____
_____
_____
_____
_____

もう少し練習してみましょう

次の練習は，すぐに行わなくても結構です。D-MCT の学習が終了した後でも有効です。

（1）あなたがいつも試してみたいと思っていることは何かありますか？
あなた自身の棚を日々埋めるようにして，あなたの自尊心を上げるように努力してみましょう：

> **例**
> 「日曜日の午後はいつも自由な時間が十分ある。つい最近新聞で，地元のアニマルシェルターが，保護された犬たちと一緒に過ごしてくれる人を探していることを知った。私は犬が大好きなの

| Homework 4 | モジュール4——自尊心の低下 |

> で，日曜の午後を犬たちと散歩して過ごそうと思っている。これは自分にとって楽しみなことだ。自分の「自由時間」の棚を埋めることができるし，同時に良いこともできる」

あなたは何を試してみたいですか？

（2）完全主義——高すぎる期待をしていませんか？ 小さなミスを経験してみましょう。

わざと小さいミスを犯して，あなたが恐れている結果と現実に起こる結果を比べてみましょう。

> 例
> 「ネクタイを雑に結んで，ゆるんだネクタイで仕事に行ってみる」

あなたは何を試してみたいですか？

> 例
> あなたが心配している結果：
> 「皆が私のゆるんだネクタイに気がつく。その途端，一斉に私のことを笑うだろうし，上司は『もう子どもじゃないんだぞ！』と私を叱りつけるだろう」

あなたは何を心配していますか？

| Homework 4 | モジュール4——自尊心の低下 |

例

実際の結果：
「同僚の誰も私のゆるんだネクタイに気がつかなかった。かなり年上の同僚が笑顔で，彼女の夫を思い出したと言っただけだった」

あなたの行動実験の結果はどうでしたか？

_____

_____

_____

まとめ

学習ポイント
- ▶ 自尊心とは，自分自身に対する主観的な価値のことです。
- ▶ 生活のさまざまな場面（仕事，自由な時間，人間関係など）での自分の価値を検討して，それを高めるように努力しましょう！
- ▶ 忘れてしまっている自分の長所を探して，自分への意識をバランスのとれたものにしましょう。「良いこと日記」をつけることをお勧めします。
- ▶ 自分と誰かを比べるときは公平な態度で！ 有名人と比べないようにしましょう（彼らもスポットライトを浴びていないときは完全ではないし，いつも幸せとは限りません）。

Homework 4　モジュール4――自尊心の低下

ご意見

質問や疑問，起こった問題，または経験したことなど，あなたが次の回で話したいことのためのスペースです。ご自由にお書きください：

_____
_____
_____
_____
_____

他にもご意見があれば，どうぞお書きください：

_____
_____
_____
_____
_____

Homework 5　モジュール5――考え方のかたより3

うつ病を抱えたときの「考え方のかたより」に，どうして気をつけなければならないのでしょう？
- ▶ うつ病の方の多くは，独特な方法で情報を処理しているといわれています。
- ▶ このうつ病的な考え方のパターンは，現実に基づかなかったり，一方的だったりします（例：うまくいかないことがあると，いつも自分を責める）。
- ▶ これを「考え方のかたより」とよびます。これがあると，症状が重くなったり，長い間続いたりしてしまいます。

考え方のかたより1：「拡大しすぎと値引きしすぎ」

「拡大しすぎと値引きしすぎ」――どういう意味でしょう？
- ▶ 「拡大しすぎ」とは，自分の失敗や問題の程度と深刻さを大きく見積もりすぎてしまうこと。
- ▶ 「値引きしすぎ」とは，あなたの能力を過小評価してしまうこと。

これから1週間，自分がどのように現実の出来事を「拡大しすぎ，値引きしすぎ」てしまうか気をつけてみてください。そして，例のような状況を1つ書き出してください。次の例はセッションで取り上げたものです：

（1）拡大しすぎ

> **例**
> 初めて訪問する友人の家に車で向かう途中，あなたは地図を持っているにもかかわらず道に迷ってしまい，誰かに尋ねなければならなくなりました。
> あなたはこう考えます：
> **「私は地図も読めないしひどい方向音痴だ。人に助けてもらえなければ何もできない」**

このような考え方をしたことがありますか？　あなたが問題や失敗を必要以上に拡大して考えてしまう場面はありますか？

_____

_____

_____

_____

_____

Homework 5　モジュール5――考え方のかたより3

あなたが失敗を「拡大しすぎ」た結果，長期的な結果も含めて，あなたの感情と行動はどうなりましたか？

> **例**
> 「自分はダメだ。友人の家に着くころには気分が落ち込んで憂うつだろうな。これからは車の運転にずっと自信がもてないだろう」

あなたの例ではどうなりますか：
___
___
___

あなたが失敗を「拡大しすぎ」ていることは，何からわかるでしょう？

> **例**
> 「道順を間違えたほかは，事故や問題は何も起きなかった」

あなたの例では，あなたが失敗を「拡大しすぎ」たことがどこでわかりますか？
___
___
___

もっと役に立つ考え方は何ですか？

> **例**
> 「地図が読みづらかったので予想よりも時間がかかってしまった。ありがたいことに土地に詳しい人に道を聞けたから良かった。他の人だって道に迷うことはある――だから多くの人たちがGPSを車に備え付けているんだ」

Ⓒ Jelinek・Hauschildt・Moritz, Metakognitives Training bei Depression. Weinheim: Beltz 2015
Ⓒ石垣・森重・原田，うつ病のためのメタ認知トレーニング（D-MCT）．金子書房　2019

| Homework 5 | モジュール5——考え方のかたより3 |

あなたの例では，もっと役に立つ考え方は何ですか？

___

もし親しい友人が同じ状況にいたら，何と言ってあげますか？（見方を変えてみましょう）

___

（2）値引きしすぎ

> **例**
> あなたは，友人の自転車のタイヤを取り換えてあげました。友人はあなたの腕をとても褒めてくれましたが，あなたはこう考えます：
> 「皆こんなことくらいできるさ。全然たいしたことじゃない」

あなたはこのように考えますか？　あなたが自分の能力をたいしたものではないと思った場面が今までにありましたか？

___

「値引きしすぎ」たことが，あなたの感情と行動にどのような影響を与えましたか？

> **例**
> 「私は自信がない。いくら褒められてもそれが本当だとは信じられないから全然幸せな気分じゃないし，これからも同じように感じるだろう」

| Homework 5 | モジュール5——考え方のかたより3 |

あなたの例では，このように考えた結果どうなりましたか？

_____
_____
_____

「値引きしすぎ」だった証拠は何でしょう？

> **例**
> 「修理がうまいと人からよく言われる。いろいろ試行錯誤してみて，修理のノウハウを自分の力で身につけた。他の人より手際よく修理できる」

あなたの例で、あなたの評価が「値引きしすぎ」だったという証拠はありますか？

_____
_____
_____
_____
_____

もっと役に立つ，現実的な考え方はありますか？

> **例**
> 「私はパンクしたタイヤを直すのが得意だ。ひとりでもできる。だから，誰か困っている人がいたら手伝おう。特に後輪は，たいてい直すのが難しいんだ」

あなたの例では，代わりの役立つ考え方は何でしょう？

_____
_____
_____

考え方のかたより 2：帰属スタイル

帰属スタイル——どういう意味でしょう？
- ▶ 帰属＝あなた自身が考える，ある状況が起こった原因やその説明（例：悪い出来事の原因が誰かのせいだと考えて，その人を非難する）
- ▶ 私たちは，同じような状況がまったく違う原因から起きるということを見逃しがちです。たいていは，いくつもの要因が同時に起きていることが多いのです。しかし，多くの人は一方向的，一面的な説明をしがちです。

帰属の例：
- ▶ あなたは友人と会う約束をしましたが，彼は現れませんでした（あなたが電話をかけても通じませんでした）。

可能性のある帰属の仕方は……

自分自身	→	「私は彼にとって重要な人物ではないのだ」
他の人	→	「彼は約束を忘れやすい」
状況	→	「彼の車がパンクしたんだ」

→すべて一方的な説明です！！！

この考え方は，うつ病とどう結びつくのでしょうか？
うつ病の方の多くは，複数の原因から起こった複雑な出来事を一方的に判断しがちです。
- ▶ 失敗は，多くの場合，自分自身のせいにします。
- ▶ 成功は状況／運（他の人）が原因だと考えるか，成功を価値のないものとみなします（「大したことではない」）。

この帰属スタイルはまったく現実的ではないために，あなたは自信を失い，役に立たない行動をとるようになってしまいます！

あなたはこのような帰属の仕方をすることがありますか？

日常生活で，あなたが一方的な帰属をしてしまう場面に注目してください。全体的な（おおまかな）原因へ帰属することは避けましょう：
- ▶ 1つの状況はいろいろな原因から起こることを忘れないでください（例：自分自身，他の人，状況）！　ネガティブな出来事は「状況」から始まりますが，ポジティブな出来事は「あなた自身」から始まります！

| Homework 5 | モジュール5——考え方のかたより3 |

- 他に考えられる，さまざまな見方を取り入れてみましょう（例えば，もし誰かが似たような状況にいたら，あなたはどう考えるでしょう？）。
- あなたの帰属スタイルが，どのような結果（行動，感情，自信など）を生み出すか考えてみましょう。

例を通して考えてみましょう：

(1) ネガティブな出来事

> **例**
> 友人の家を訪ねたが，彼女は憂うつそうだった。
>
> 一方的な帰属：
> 「私のせいで彼女は憂うつなんだ。私はただのお荷物なんだ」

あなたの例を挙げてください：
_____
_____
_____

一方的な帰属は何でしょうか：
_____
_____
_____

この帰属によって，長期的な影響も含めて，あなたの感情と行動はどうなりましたか？

> **例**
> 「私は嫌われている。友人とも知り合いとも会わないようにしよう。もともと人付き合いで良い経験はあまりないんだ」

Homework 5　モジュール5――考え方のかたより3

あなたの例では，このような帰属をした結果どうなりましたか？

バランスのとれた帰属――自分自身，他の人，状況へ帰属するとどうなるでしょうか：

> **例**
> 「私は彼女の都合が悪いときに訪ねてしまったんだ。嫌なことがあったか，タイミングが悪かったのかもしれない」

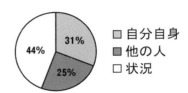

あなたの例を挙げてください：

その状況を説明するものごとの比率は，それぞれどうなりますか？
原因は1つではなく，複数の状況や人が関わっていませんか？
右の円に書き込んでグラフにしてみましょう。

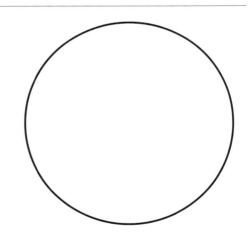

| Homework 5 | モジュール5——考え方のかたより3 |

このようにバランスのとれた帰属をすると，長期的にどのような行動ができるようになりますか？

> **例**
> 「私は嫌われてはいないので，これからも彼女に会いに行こう。次はいつ訪ねたらよいかを前もって尋ねよう。彼女以外の友人との付き合いも続ける。私には友人との楽しい思い出がたくさんある」

あなたの例では，このような帰属の仕方をするとどのような結果になるでしょうか？

___

___

___

（2）ポジティブな出来事

> **例**
> あなたが友人に手料理をふるまうと，皆あなたの料理の腕を褒めました。
>
> 一方的な帰属：
> 「レシピが良かっただけだ」

あなたの例を挙げてください：

___

___

___

一方的な帰属はどの部分ですか：

___

___

___

Homework 5　モジュール5——考え方のかたより3

この帰属の仕方によって，長期的にもどのような行動をとるようになりますか？

> **例**
> 「私の自尊心は回復しない。褒め言葉を素直に受け入れることなんかできない。友人に再び料理をふるまう気持ちにも，もっと料理を工夫してみたいという気持ちにもならない」

あなたの例ではどうなりますか：
___
___
___

バランスのとれた帰属——自分自身，他の人，原因となった状況を考えるとどうなるでしょう：

> **例**
> 「前にこのレシピで料理を試しに作ってみたけれど，準備しているとき友人が手伝ってくれたおかげでレシピを簡単に理解することができた」

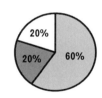

□ 自分自身
■ 他の人
□ 状況

あなたの例ではどうなるでしょう：
___
___
___

Homework 5　モジュール5——考え方のかたより3

その状況を説明するものごとの比率は，それぞれどうなりますか？
原因は1つではなく，複数の状況や人が関わっていませんか？
右の円に書き込んでグラフにしてみましょう。

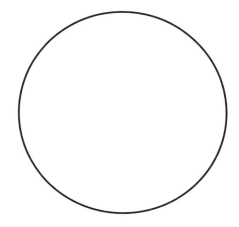

このようにバランスのとれた帰属をすると，長期的にもどのような行動をとるようになりますか？

例
「私の自尊心は回復して，気分が良い。またぜひ友人に料理をふるまいたいなぁ」

あなたの例では，このような帰属の仕方をするとどのような結果になるでしょう？

_____
_____
_____

まとめ
学習ポイント
▶ 自分の失敗を誇張しすぎたり，自分の長所や成功を値引きしすぎたりしないよう注意してください！
▶ 日常生活では，一方的に評価することや，過度に物事を一般化することを避けてください！

| Homework 5 | モジュール5——考え方のかたより3 |

- 日常の様々な状況に，現実的に対応するよう心がけましょう：物事がうまくいかないからといって，いつもあなたに責任があるわけではありません！ その出来事が起こった原因はいくつもあることを確認しましょう。
- 他の人が似たような状況にいたら，何と言ってあげるでしょうか。
- 出来事を一方的に評価すれば問題行動を起こしやすくなり，その結果自尊心も低くなります。
- 原因を断定する前に，それに帰属した結果どうなるか（行動，気分，自尊心について）をよく考えてみてください。

ご意見

質問や疑問，起こった問題，または経験したことなど，あなたが次の回で話したいことのためのスペースです。ご自由にお書きください：

他にもご意見があれば，どうぞお書きください：

| Homework 6 | モジュール6――不具合な行動とその対策 | 1/6 |

うつ病を抱えたときの「不具合な行動」に，どうして気をつけなければならないのでしょう？
▶ 態度や行動のなかには，うつ病を悪くしてしまうものがあるからです！（特に反すうと引きこもり）

反すう

▶ うつ病の方の多くは，ネガティブな考えの終わりのない反すう，思い悩み，不安にさいなまれています。
▶ 思い悩んだり不安が続いたりすることは，日常茶飯事ですか？ いつもどんなことが頭に思い浮んでいますか？

_____

_____

_____

▶ 反すうは役に立つでしょうか……
  ―― 問題を解決できる？
  ―― 将来の問題を避けることができる？
  ―― 心の中で物事を整理することができる？

_____

_____

_____

反すう，特にうつ的な反すうは，ほとんどの場合役に立ちません。

典型的なうつ的な反すう：

（1）内容
以下のことを反すうする……
▶ 「なぜ？」（例：病気になった理由）
▶ すでに起こってしまった過去の出来事
▶ 反すうしていること自体

（2）タイプとやり方
反すうしている間……
▶ やめることができなくなり，円を果てしなくグルグルと描いている状態になります（「終わりのないループ」の確立）。

Ⓒ Jelinek・Hauschildt・Moritz, Metakognitives Training bei Depression. Weinheim: Beltz 2015
Ⓒ石垣・森重・原田，うつ病のためのメタ認知トレーニング（D-MCT）．金子書房 2019

| Homework 6 | モジュール6――不具合な行動とその対策 |

- ▶ あなたの思考力を弱めてしまう危険があります。
- ▶ たいてい「答え」は出ません（問題解決との違い）。
- ▶ 具体的な行動が伴うことはまれです（計画立案との違い）。
- ▶ このときの考えはたいてい抽象的で，一般論に過ぎ，具体性を欠きます。

何が反すうを止めるのに役に立つでしょう？

……ネガティブな考えを抑える？――いいえ！

- ▶ 不愉快な考えを抑えることはできません。
- ▶ 考えていることを意識的に抑えようとすれば，考えていることをさらに強めてしまいます（例：「1分間，象のことを考えないでください！」）
- ▶ 無理やり自分自身に対するネガティブな考え方（私は負け犬だ，など）を抑え込もうとすると，逆にもっと強く考えてしまいます。

次の練習は，あなたが反すうを止めるのに役立ちます：

（1）良い悪いを判断しないで受け止める――例えば，考えていることを観察して，自分自身から距離をとります。ただし，判断はしません：

- ▶ 考えていることが一体何なのか眺めてみましょう……
- ▶ これは「考え」にすぎません！「現実」ではありません！
- ▶ いわば，あなたの心の中だけの「経験」です。ネガティブな考えが浮かんだとしても，判断はしないようにしましょう。
- ▶ あなたの考えを，さえぎることも判断することもせずに観察してみましょう（悪い例：「私はバカだ，また反すうしている」）。
- ▶ その考えを受け入れて，表現するのにぴったりな絵や風景を探してください。ただし，あまり「入り込まない」ようにしてください。

例

「駅のプラットホームにいることを想像してみる。いろいろな考えは電車のように入っては出ていき，私はその様子を見ている――でも，すべての電車に乗るわけではない！」

あなたはどんなイメージを頭に思い浮かべますか？

_____

_____

_____

| Homework 6 | モジュール6──不具合な行動とその対策 |

（2）判断しそうになったらやってみる──3分間の呼吸法を用いて考えを観察する：
定期的に短い呼吸法の練習をしてみましょう（セッションで行われた呼吸法と似ています）：

▶ 背筋を伸ばして椅子に座り，呼吸に注意を向けてください。
▶ 呼吸をするたびに，鼻から入ったり出たりする空気の流れを感じてください。そして，あなたの考えや受けた感覚を判断せず，受け入れてください。
▶ あなたの注意を向ける範囲を徐々に広げていき，身体全体で息をしているような感じを経験してください。

日常生活のルーティーンのひとつとして組み入れましょう：いつ，どこで，どのように呼吸法の練習を行いますか？

> **例**
> 「毎日朝食後に呼吸法の練習をしてみる」

あなたは呼吸法の練習をいつ行いますか？

_____
_____
_____

引きこもり

うつ的状況では……
▶ 他の人と交わることが難しくなる。
▶ 他の人から誤解されていると感じやすくなる（「彼らの問題は軽いのさ。私の問題は彼らのよりも，ずっと重いんだ」）。
▶ 行動しようという気持ちにならない。
▶ 他の人への興味を失いやすい（そして，彼らの問題への興味も失いやすい）。

そのような状況では引きこもってしまうことも理解できます。

……しかし，それは何かの役に立ちますか？──いいえ！
▶ 引きこもりは悪循環を招きます。

Homework 6　モジュール6——不具合な行動とその対策　4/6

悪循環

「私の人生では，物事はうまくいかないようになっている。
これからも立て直すことはできない」

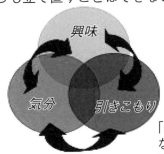

「私の気分はだんだん
落ち込んでいく」

「私はどんどん後ろ向きに
なってしまい，手にできるのは
ほんの少しのことだけだ」

- ▶ 特にうつっぽいときには，大切な人との連絡を絶やさず，何らかの活動に参加し続けることが重要です（小さな一歩がとても大切）。
- ▶ この悪循環を断ち切るようにしてください！

うつ的なときの，引きこもり，やる気のなさ，気分の悪さの悪循環を断ち切るために，何が役に立ちますか？

始まりはいつも難しい！
- ▶ しかし：自分自身を乗り越え，ほんの少しの一歩から踏み出しましょう。
- ▶ 重要な点：自分ができる行動を計画しましょう！

> **例**
> 「晴れたら散歩しようと計画を立てても，結局外に出られなかったようなことはありますか？ 最初の小さい一歩とは，晴れた日に窓を開けてその前に立ち，新鮮な空気を吸い込み，暖かい太陽の光を身体に浴びてみることです」

| Homework 6 | モジュール6——不具合な行動とその対策 |

長期的にどんな活動がしたいのですか？
_____
_____

その活動をするための最初の一歩として，いつ，何を具体的に行いますか？
_____
_____

他に大切なことも忘れないでください……
……あなたが楽しいとか幸せだとか感じることも行ってください（例：音楽を聴く，散歩に行く）。バランスよく活動しましょう！

> **例**
> 「今日は買い物に行く予定。これはとても重要なことだけれど，その後お気に入りのカフェにコーヒーを飲みに行き，ほっと一息つこうと思っている」

あなたの例を挙げてください：
_____
_____

「引きこもり，やる気のなさ，気分の悪さ」に引きずられることから逃れるために：
▶ 具体的な行動（小さな一歩）をたくさん考えて，いつ実際に行うかを決めてしまいましょう。

例	計画 具体的に，何を，いつ，どうやって，誰と行いますか？
新鮮な空気を吸って，日光を浴びる。	「部屋のバルコニーで，紅茶を飲みながら陽の光を楽しむ。もし明日天気が良いなら，このプランを始めて実行してみよう」

| Homework 6 | モジュール6——不具合な行動とその対策 |

まとめ

学習ポイント

- いくつかの行動（例：引きこもり）は，うつ病を悪くしてしまいます！　一方的な判断や，日常生活での過度の一般化を避けましょう！
- 反すうは問題解決に役立つどころか，ネガティブな考え方と感情を強めてしまいます。
- 反すうしている考えを抑えようとすると，逆にそれが侵入的な思考になってしまい，結局何の助けにもなりません。
- 代わりに：自分の考えを判断せず，そのまま受け入れる練習をしましょう（呼吸法，リラクゼーション法，ヨガなど）。
- 特にうつっぽいときには，大切な人との連絡を絶やさず，何らかの活動に参加し続けることが重要です（小さな一歩が大切）。

ご意見

質問や疑問，起こった問題，または経験したことなど，あなたが次の回で話したいことのためのスペースです。ご自由にお書きください：

_____
_____
_____
_____
_____

他にもご意見があれば，どうぞお書きください：

_____
_____
_____
_____

| Homework 7 | モジュール7——考え方のかたより4 | 1/7 |

うつ病を抱えたときの「考え方のかたより」に，どうして気をつけなければならないのでしょう？
- ▶ うつ病の方の多くは，独特な方法で情報を処理しているといわれています。
- ▶ このうつ病的な考え方のパターンは，現実に基づかなかったり，一方的だったりします（例：性急でネガティブな解釈）。
- ▶ これを「考え方のかたより」とよびます。これがあると，症状が重くなったり，長い間続いたりしてしまいます。

考え方のかたより：「結論の飛躍」

「結論の飛躍」——どういう意味でしょう？
- ▶ 結論を裏付ける明確な証拠がないにもかかわらず，ネガティブな解釈をしてしまうこと。
- ▶ 典型的なものは，マインド・リーディング（読心）と運命占いです。

マインド・リーディング（読心）

……あるいは：あなた自身の考えを他の人に「投影」すること。
- ▶ ネガティブな意味に「読みとる」。またはネガティブな考えだと思い込む。
- ▶ 他の人があなたを非難していると考えるが，それを確認はしない。

ご注意ください：「私が自分のことをどう見るか」と「他の人が私をどう見るか」は，まったく別のことです！
- ▶ もしあなたが自分のことを，価値がない人間だとか醜い顔をしていると思っていても，他の人は同じように考えてはいないでしょう。

他の人の考えを読もうとすることは，役に立ちますか？
利益はありますか？
- ▶ もし正確に考えを読めれば，最適な行動をとることができます（例：「敵」から離れよう）。

危険は何でしょう？
- ▶ しかし，もし間違っていれば，不必要な不安とストレスを生み出します。

| Homework 7 | モジュール7──考え方のかたより4 |

他の人が考えていることを正確に読むことができますか？
▶ どこまではできて，どこからはできませんか？
　　—— 相手をよく知っていれば，相手の考えを読むことができる可能性は高くなります。しかしそれでも，100％正確に知ることは不可能です。

これから1週間，実際に起きた出来事に対して，自分がどのように「マインド・リーディング（読心）」をして他の人の考えをネガティブに読みとるかに気をつけてみてください。そして，例のような状況を1つ書き出してください。下記の例を参考にすると：

> 例
>
> 「会議中にプレゼンをしたが，うまくいかずにモジモジしてしまった。上司はそんな私を見ていた」
>
> ネガティブに読みとる：
> 「上司は，私がちゃんと準備していなかったと思っているにちがいない」

あなたの例を挙げてください：
_____
_____
_____

ネガティブに読みとるとどうなりますか：
_____
_____
_____

このネガティブな考え方によって，あなたの感情と行動はどうなりましたか？

> 例
>
> 「私は出来が悪いし，上司からネガティブなフィードバックがくるのも怖い。自信が全然なくなってしまった。仕事のプレゼンはもうしばらくしたくない」

| Homework 7 | モジュール7——考え方のかたより4 |

あなたの例では，このような考え方をするとどのような結果になるでしょう？

_____
_____
_____

あなたは100％正しい解釈をすることが可能でしょうか？

いいえ！　では，代わりにどのような考え方がありますか？

> **例**
> 「上司が何を考えているのかを読むことは不可能だ。私がちゃんと準備していなかったと思ったかもしれないし，私のプレゼンに満足したかもしれない。もしかしたら，家族のことを考えていたかもしれないし，まったく関係のないプロジェクトのことを考えていたかもしれない！」

あなたの例では，別の役立つ考え方を思い浮かべることはできるでしょうか？

_____
_____
_____

こうした別の解釈をすることで，あなたの感情と行動はどうなりますか？

> **例**
> 「私は冷静に上司のフィードバックを待てる。もっとスムースに仕事のプレゼンをしたいから，次はメモを作っておこう」

あなたの例では，このように考えるとどのような結果になるでしょう？

_____
_____
_____

| Homework 7 | モジュール7――考え方のかたより4 | 4/7 |

運命占い

どのような意味でしょう？
- ▶ 物事がうまくいかないと予想すること――「暗い」予測や破滅の予言をします（「最悪のシナリオ」）。

こうした考え方のせいでネガティブな予想が増えてしまい，結果として，そのネガティブな予想が実現してしまいます（予言の自己成就）。
ネガティブな出来事が起こると自分の中で言い続けることで，本当にその出来事が起きてしまいます（確証バイアス）。

これから1週間，あなたが早まって破滅的な未来を予想してしまう状況に気をつけてみてください。そして，例のような状況を1つ書き出してください。下記の例を参考にすると：

> **例**
>
> 「弟が結婚するので，結婚式では素敵な贈り物をあげて，お祝いしてあげたい」
>
> ネガティブな予想：
> 「素敵な贈り物っていうのは高いんだよな。弟が心から喜ぶ物を買うほどの金銭的余裕が私にはない。素敵な品を準備できないから，弟はがっかりするだろう」

あなたの例を挙げてください：

_____

_____

_____

あなたのネガティブな予想は何ですか：

_____

_____

_____

Homework 7　モジュール7――考え方のかたより4

このネガティブな予想によって，長期的な結果も含めて，あなたの感情と行動はどうなりましたか？

> **例**
>
> 行動：
> 「私はとても神経質になり，買えない贈り物のことばかり考えている。弟をがっかりさせてしまうと信じこみ，自信を失う。結局，高価で素敵な贈り物を準備できなければ，結婚式への参加もお祝いもすべてやらないことにする」
>
> 長期的な結果：
> 「結婚式の日が近づいてきた。私は弟と距離をとっているので，弟の幸せを喜んであげられず，結婚式の準備に中途半端に関わっているだけだ。私が結婚式に出席しない予定なので，弟はイライラしたり，悲しんだりしている」

あなたの例では，あなたはどのような行動をとりましたか？
_____
_____

その行動の結果，どうなりましたか？
_____
_____

その状況では，どのような予想がもっと役に立ちますか？

> **例**
>
> 「素敵な結婚祝いを見つけるぞ。簡単じゃないけれど，全部が高価なわけじゃない。何か手作りの物をあげても弟は喜ぶだろう（例：弟のフォト・アルバム，詩集）。私にあまり金銭的な余裕がないことは弟も知っていることだし」

あなたの例では，どのような予想がもっと役に立ちますか？
_____
_____

| Homework 7 | モジュール7——考え方のかたより4 |

別の予想をすることで，長期的な結果も含めて，あなたの感情と行動はどうなりましたか？

> **例**
>
> 行動：
> 「弟に素敵な結婚祝いをしたいと考えているので，私はまだ少し神経質になっている。でも，高価でなくても機転の利いた面白い物がないか，もっといろいろと考えてみよう。弟はそれを喜んでくれる」
>
> 長期的な結果：
> 「私は結婚のお祝い品を見つけた。選んだ品物には自信があるし，弟もその良さを絶対にわかってくれる。さあ，結婚式に出席して，弟の結婚を一緒に祝おう」

あなたの例では，あなたはどんな行動をとりましたか？
_____
_____

その結果どうなりましたか？
_____
_____

> **まとめ**
>
> 学習ポイント
> ▶ 日常生活での「結論の飛躍」に注意しましょう
> 　（マインド・リーディング，運命占い）。
> ▶ 性急な決断は，エラーにつながりやすいことを忘れないでください（練習でやった通り）。
> ▶ さまざまな情報と可能な解釈をたくさん集めましょう。例：ネガティブな考えだけではなく，ポジティブな，あるいはニュートラルな考えについても検討しましょう。
> ▶ もし破滅的状況が予想されても，別の予想も見つけるように努力してみましょう。

Homework 7	モジュール7――考え方のかたより4

ご意見

質問や疑問，起こった問題，または経験したことなど，あなたが次の回で話したいことのためのスペースです。ご自由にお書きください：

_____
_____
_____
_____
_____
_____
_____

他にもご意見があれば，どうぞお書きください：

_____
_____
_____
_____
_____

Homework 8　　モジュール 8 ── 感情の誤解

うつ病を抱えたときの「感情の誤解」に，どうして気をつけなければならないのでしょう？
うつ病の方に関して次のことがわかっています。
- ▶ 他の人の感情表出（態度や表情）を見ても，相手の気持ちを推し量ることが難しい。
- ▶ ニュートラルな顔の表情を「悲しがっている」と考える傾向がある。

非言語的な手がかり

例

ある人がこめかみを押さえている。

なぜだと思いますか？

_____
_____
_____

答えを見つけるために役に立つことは何でしょう？
- ▶ その人について事前に知っている情報 → その人は片頭痛もちですか？
- ▶ 環境／状況 → その人は「徹夜」をしましたか？（だから疲れているのかもしれません）
- ▶ 自己観察を通して → どんなとき私はこめかみを押さえるだろう？（ただし：気をつけて！　あなたの行動の理由が，いつも他の人と同じとは限りません！）
- ▶ 表情 → その人は疲れているようですか，考えごとをしているようですか，何か悩んでいるようですか？

あなたがその人自身のことや背景，情報を知らなければ，その人の気持ちを推し量ることはもっと難しくなります。
- ▶ これまでみてきたように，表情とゼスチャーはいつも常に正しく解釈できるわけではありません！
- ▶ 生まれつきにせよ，病気のせいにせよ（例：パーキンソン病），または服薬のせいにしろ（例：ボトックス®や抗精神病薬），多くの人は感情をはっきりと表しません。そのため，彼らの感情を正しく解釈できないのです。
- ▶ 相手の表情やゼスチャーに確信を持つ前に，もっと多くの情報（その時の状況，事前に得ているその人の情報，直接尋ねた質問への答え）を参考にしましょう。

©Jelinek・Hauschildt・Moritz, Metakognitives Training bei Depression. Weinheim: Beltz 2015
©石垣・森重・原田，うつ病のためのメタ認知トレーニング（D-MCT）．金子書房　2019

| Homework 8 | モジュール8――感情の誤解 |

次の表は，私たちが日常生活で目にするさまざまな表情のリストです。あなたの 自然な解釈と，他に可能な解釈を書き出してください。提示した例を参考にしてください。

下に挙げたそれぞれの表情は，何を表現しているのでしょう？

表情	自然な解釈	1.可能な解釈	2.可能な解釈
眉をひそめる	怒り	いらだち	集中
唇を噛みしめる			
生気のない目			
額に皺をよせる			
しかめっ面			
口をへの字に曲げる			
うつむく			

お気づきの通り，多くの違う解釈があるのです！　正確な解釈をするには，もっと情報が必要です。

これまでに，誰かから気になる表情をされ，その意味がよくわからない状況があったのなら，その表情が意味することを知るためにどうすれば良いでしょうか？

_____

_____

感情は何の役に立つのでしょう？

（1）感情はコミュニケーションに使われます。
▶　感情は表情に表れます。表情は，多くの場合，言葉よりも早く情報を伝えます。ときには，私たちがはっきりと意識するよりも早いのです（「何か変だ」「本能的直感がはたらく」）。

| Homework 8 | モジュール8——感情の誤解 |

感情がコミュニケーションに役に立った経験はありますか？

_____
_____
_____

（2）感情は，行動を起こすための準備状態を作ります。
- ▶ 感情は，重要な場面で，時間をかけて考えず，素早く行動することを可能にします。
- ▶ 感情は重要な身体変化を起こします。例えば，私たちは恐怖を感じると，心拍数が上がり，「逃げるか戦うか」の態勢を準備します（例：闘争・逃走反応）。

感情の動きによって，何かにすぐ反応できた経験がありますか？

_____
_____
_____

（3）感情は，私たちに「生きている」と感じさせてくれます！　ネガティブな感情がなければ，ポジティブな感情もよくわからないでしょう！

感情はいつも現実の鏡でしょうか？

- ▶ いいえ，感情はいつも「正しい」とは限りません！
    - —— 自分が無価値だと感じても，本当に無価値であるわけではありません！
    - —— 感情は間違ったアドバイザーのこともありうるのです。
    - —— うつ病の方は「感情に基づいた推論」をしがちです。これは，「自分のネガティブな感情は，実際にひどいことが起こった証拠なのだ」と信じることを意味します（「私は気分を害した——だから，あなたは私を侮辱したに違いない！」）。
- ▶ あなた自身の気分が，他の人の表情やゼスチャーの解釈に影響を与えることが，心理学の研究からわかっています。
- ▶ うつ病では，他の人が自分を拒絶していると思い込みやすいこともわかっています（他の人のネガティブな考えを読もうとするマインド・リーディング）。
- ▶ 相手の表情とゼスチャーは，バラ色のレンズではなく，灰色のレンズを通して観察され，解釈されることになります。

Homework 8　モジュール8——感情の誤解

あなたの気分が他の人への評価に影響したと考えられる状況を思い出してください。また，違う気分のときにはどのような評価になるかも考えてください。下記の例を参考にすると：

状況	自分の気分	評価	他に可能な気分	新しい評価
「電車で横に座っている人が，私に笑いかけた」	「憂うつだ」	「うざい」	「ほっこり」	「思いやりがあるなぁ。良い気分のときに，好感のもてる人に出会った」

まとめ

学習ポイント

▶ 感情をともなった行動は，とても効率がよいものです。多くの機能が備わっており，生きるために大変重要です。

▶ しかし，感情は常に「事実」であるわけではありません。自分が拒絶されたと感じたからといって，本当に拒絶されたかどうかはわかりません。

▶ 他の人の表情とゼスチャーは，彼らの感情を知る大切な手がかりになります。しかし，それに惑わされてしまうこともあります！

▶ 他の人たちが何を考えているか推測するとき，表情以外の情報も十分考慮しましょう（その人について事前の情報，実際の状況など）。

▶ 状況のとらえ方は，そのときの気分に大きく影響を受けます。

| Homework 8 | モジュール8——感情の誤解 |

ご意見

質問や疑問，起こった問題，または経験したことなど，あなたが次の回で話したいことのためのスペースです。ご自由にお書きください：

_____
_____
_____
_____
_____
_____

他にもご意見があれば，どうぞお書きください：

_____
_____
_____
_____
_____
_____
_____

文献

Abramson, L. Y., Metalsky, G. I. & Alloy, L. B. (1989). Hopelessness depression: A theory – based subtype of depression. *Psychological Review, 96* (2), 358–372.

Abramson, L. Y., Seligman, M. E. & Teasdale, J. D. (1978). Learned helplessness in humans: Critique and reformulation. *Journal of Abnormal Psychology, 87* (1), 49–74.

Allianz Deutschland AG & Rheinisch Westfälisches Instutit für Wirtschaftsforschung e. V. (RWI) (Hrsg.) (2011). Depression – Wie die Krankheit unsere Seele belastet. München: Lohse Druckgesellschaft. Zugriff am 1.9.2014. Verfügbar unter http://www.rwi-essen.de/media/content/pages/publikationen/sonstige/Allianz-Report-Depression.pdf.

Alloy, L. B. & Ahrens, A. H. (1987). Depression and pessimism for the future: Biased use of statistically relevant information in predictions for self versus others. *Journal of Personality and Social Psychology, 52* (2), 366–378.

Arndt, A., Patzelt, J., Andor, T., Hoyer, J. & Gerlach, A. L. (2011). Psychometrische Gütekriterien des Metakognitionsfragebogens (Kurzversion, MKF-30). *Zeitschrift für Klinische Psychologie und Psychotherapie, 40* (2), 107–114.

Ball, H. A., McGuffin, P. & Farmer, A. E. (2008). Attributional style and depression. *The British Journal of Psychiatry, 192*(4), 275–278.

Beblo, T., Sinnamon, G. & Baune, B. T. (2011). Specifying the neuropsychology of affective disorders: Clinical, demographic and neurobiological factors. *Neuropsychology Review, 21* (4), 337–359.

Beck, A. T., Rush, A. J., Shaw, B. F. & Emery, G. (1979). *Cognitive therapy of depression.* New York: Guilford.

Beck, A. T., Rush, A. J., Shaw, B. F. & Emery, G. (2010). *Kognitive Therapie der Depression* (4. Aufl.). Weinheim: Beltz.

Benkert, O., Hautzinger, M. & Graf-Morgenstern, M. (2012). Depressive Störungen. In *Psychopharmakologischer Leitfaden für Psychologen und Psychotherapeuten* (S. 127–146). Heidelberg: Springer.

Berger, M., Van Calker, D., Brakemeister, E. & Schramm, E. (2012). Affektive Störungen. In M. Berger (Hrsg.), *Psychische Erkrankungen – Klinik und Therapie* (4. Aufl., S. 421–512). München: Urban & Fischer.

Blaney, P. H. (1986). Affect and memory: A review. *Psychological Bulletin, 99* (2), 229–246.

Bogdan, R. & Pizzagalli, D. A. (2006). Acute stress reduces reward responsiveness: Implications for depression. *Biological Psychiatry, 60* (10), 1147–1154.

Bohus, M. & Wolf, M. (2009). Interaktives SkillsTraining für Borderline-Patienten. Manual zur CD-ROM für die therapeutische Arbeit. Stuttgart: Schattauer.

Boivin, M., Hymel, S. & Bukowski, W. M. (1995). The roles of social withdrawal, peer rejection, and victimization by peers in predicting loneliness and depressed mood in childhood. *Development and Psychopathology, 7* (4), 765–785.

Bouhuys, A. L., Geerts, E. & Gordijn, M. C. (1999). Depressed patients' perceptions of facial emotions in depressed and remitted states are associated with relapse – A longitudinal study. *Journal of Nervous & Mental Disease, 187* (10), 595–602.

Bundespsychotherapeutenkammer (BPtK) (2010a). BPtK-Studie: Gesundheitsreports der Krankenkassen ausgewertet. BPtK-Newsletter, 1, 4–6. Zugriff am 1.9.2014. Verfügbar unter http://www.bptk.de/fileadmin/user_upload/Publikationen/BPtK-Newsletter/2010/201001/20100300_bptk-newsletter-01-2010.pdf.

Bundespsychotherapeutenkammer (BPtK). (2010b). Nationale Versorgungsleitlinie Depression. BPtK-Spezial. Zugriff am 1.9.2014. Verfügbar unter http://www.bptk.de/fileadmin/user_upload/Themen/Leitlinien/20 100500_bptk-spezial-01-2010.pdf.

Busch, M. A., Maske, U. E., Ryl, L., Schlack, R. & Hapke, U. (2013). Prävalenz von depressiver Symptomatik und diagnostizierter Depression bei Erwachsenen in Deutschland: Ergebnisse der Studie zur Gesundheit Erwachsener in Deutschland (DEGS1). *Bundesgesundheitsblatt, Gesundheitsforschung, Gesundheitsschutz, 56* (5-6), 733–739.

Cane, D. B. & Gotlib, I. H. (1985). Depression and the effects of positive and negative feedback on expectations, evaluations, and performance. *Cognitive Therapy and Research, 9* (2), 145–160.

Carver, C. S. (1998). Generalization, adverse events, and development of depressive symptoms. *Journal of Personality, 66* (4), 607–619.

Carver, C. S. & Ganellen, R. J. (1983). Depression and components of self-punitiveness: High standards, self-criticism, and overgeneralization. *Journal of Abnormal Psychology, 92* (3), 330–337.

De Diego-Adelino, J., Portella, M. J., Puigdemont, D., Perez-Egea, R., Alvarez, E. & Perez, V. (2010). A short duration of untreated illness (DUI) improves response outcomes in first-depressive episodes. *Journal of Affective Disorders, 120* (1-3), 221–225.

DeRubeis, R. J., Evans, M. D., Hollon, S. D., Garvey, M. J., Grove, W. M. & Tuason, V. B. (1990). How does cognitive therapy work? Cognitive change and symptom change in cognitive therapy and pharmacotherapy for depression. *Journal of Consulting and Clinical Psychology, 58* (6), 862–869.

Deutsche Gesellschaft für Psychiatrie, Psychotherapie und Nervenheilkunde (DGPPN).(2001).*Behandlungs-*

leitlinie – Affektive Erkrankungen. *Praxisleitlinien in Psychiatrie und Psychotherapie, Band 5*. Darmstadt: Steinkopff.

DGPPN, BÄK, KBV, AWMF, AkdÄ, BPtK, BApK, DAGSHG, DEGAM, DGPM, DGPs, DGRW (Hrsg.) (2009) für die Leitliniengruppe Unipolare Depression. S3-Leitlinie/ Nationale VersorgungsLeitlinie Unipolare Depression-Kurzfassung, 1. Auflage. DGPPN, ÄZQ, AWMF – Berlin, Düsseldorf 2009. Zugriff am 1. 9. 2014. Verfügbar unter http://www.bptk.de/uploads/media/20091202_depression_kurz.pdf.

Douglas, K. M. & Porter, R. J. (2010). Recognition of disgusted facial expressions in severe depression. *The British Journal of Psychiatry*, 197 (2), 156–157.

Egan, S. J., Wade, T. D. & Shafran, R. (2011). Perfectionism as a transdiagnostic process: A clinical review. *Clinical Psychology Review*, 31 (2), 203–212.

Eifert, G. (2011). *Akzeptanz- und Commitment-Therapie (ACT)*. Göttingen: Hogrefe.

Ekman, P. & Friesen, W. V. (1971). Constants across cultures in the face and emotion. *Journal of Personality and Social Psychology*, 17 (2), 124–129.

Eshel, N. & Roiser, J. P. (2010). Reward and punishment processing in depression. *Biological Psychiatry*, 68 (2), 118–124.

Fishbein, M., Middlestadt, S. E., Ottati, V., Straus, S. &Ellis, A. (1988). Medical problems among ICSOM musicians: overview of a national Survey. *Medical Problems of Performing Artists*, 3 (1), 1–8.

Fisher, P. L.&Wells, A. (2005). Experimental modification of beliefs in obsessive-compulsive disorder: A test of the metacognitive model. *Behaviour Research and Therapy*, 43 (6), 821–829.

Flavell, J. (1971). First discussant's comments: What is memory development the development of? *Human Development*, 14 (4), 272–278.

Flavell, J. (1976). Metacognitive aspects of problem solving. In L. Resnick (Ed.), *The nature of intelligence* (pp. 231–236). Hillsdale, NJ: Erlbaum.

Franck, E. & De Raedt, R. (2007). Self-esteem reconsidered: Unstable self-esteem outperforms level of self-esteem as vulnerability marker for depression. *Behaviour Research and Therapy*, 45 (7), 1531–1541.

Furlong, M. & Oei, T. P. S. (2002). Changes to automatic thoughts and dysfunctional attitudes in group CBT for depression. *Behavioural and Cognitive Psychotherapy*, 30 (3), 351–360.

Ganellen, R. J. (1988). Specificity of attributions and overgeneralization in depression and anxiety. *Journal of Abnormal Psychology*, 97 (1), 83–86.

Garber, J. & Hollon, S. D. (1980). Universal versus personal helplessness in depression: Belief in uncontrollability or incompetence? *Journal of Abnormal Psychology*, 89 (1), 56–66.

Garratt, G., Ingram, R. E., Rand, K. L. & Sawalani, G. (2007). Cognitive processes in cognitive therapy: Evaluation of the mechanisms of change in the treatment of depression. *Clinical Psychology: Science and Practice*, 14 (3), 224–239.

Gauggel, S. (2008). Metakognition – Bildgebung. In T. Kircher & S. Gauggel (Hrsg.), *Neuropsychologie der Schizophrenie* (S. 375–380). Heidelberg: Springer.

Gotlib, I. H. & Joormann, J. (2010). Cognition and depression: Current status and future directions. *Annual Review of Clinical Psychology*, 6, 285–312.

Gotlib, I. H., Kasch, K. L., Traill, S., Joormann, J., Arnow, B. A. & Johnson, S. L. (2004). Coherence and specificity of information-processing biases in depression and social phobia. *Journal of Abnormal Psychology*, 113 (3), 386–398.

Gotlib, I. H., Krasnoperova, E., Yue, D. N. & Joormann, J. (2004). Attentional biases for negative interpersonal stimuli in clinical depression. *Journal of Abnormal Psychology*, 113 (1), 127–135.

Graham, A. R., Sherry, S. B., Stewart, S. H., Sherry, D. L., McGrath, D. S., Fossum, K. M. & Allen, S. L. (2010). The existential model of perfectionism and depressive symptoms: A short-term, four-wave longitudinal study. *Journal of Counseling Psychology*, 57 (4), 423–438.

Hale, W. W., Jansen, J. H., Bouhuys, A. L. & van den Hoofdakker, R. H. (1998). The judgment of facial expressions by depressed patients, their partners and controls. *Journal of Affective Disorders*, 47 (1-3), 63–70.

Hautzinger, M. (2007). Depressive und bipolar affektive Störungen. In E. Leibing, W. Hiller & K. Sulz (Hrsg.), *Lehrbuch der Psychotherapie* (4. Aufl., S. 217–229). München: CIP-Medien.

Hautzinger, M. (2013). *Kognitive Verhaltenstherapie bei Depressionen* (7. Aufl.). Weinheim: Beltz.

Hautzinger, M. & Bailer, M. (1993). *Allgemeine Depressions Skala*. Göttingen: Beltz Test GmbH.

Hautzinger, M., Joormann, J. & Keller, F. (2005). *DAS. Skala dysfunktionaler Einstellungen*. Göttingen: Hogrefe.

Hautzinger, M., Luka, U. & Trautmann, R. D. (1985). Skala dysfunktionaler Einstellungen: Eine deutsche Version der Dysfunctional Attitude Scale. *Diagnostica*, 31, 312–323.

Hoehn-Hyde, D., Schlottmann, R. S. & Rush, A. J. (1982). Perception of social interactions in depressed psychiatric patients. *Journal of Consulting and Clinical Psychology*, 50 (2), 209–212.

Hollon, S. D., Munoz, R. F., Barlow, D. H., Beardslee, W. R., Bell, C. C., Bernal, G. et al. (2002). Psychosocial intervention development for the prevention and treatment of depression: Promoting innovation and increasing access. *Biological Psychiatry*, 52 (6), 610–630.

Howe, M. L.&Malone, C. (2011). Mood-congruent true and false memory: Effects of depression. *Memory*, 19 (2), 192–201.

Jacobson, N. S., Dobson, K. S., Truax, P. A., Addis, M. E., Koerner, K., Gollan, J. K. et al. (1996). A component analysis of cognitive–behavioral treatment for depression. *Journal of Consulting and Clinical Psychology*, 64 (2), 295–304.

Jakobsen, J. C., Hansen, J. L., Simonsen, S., Simonsen, E. & Gluud, C. (2012). Effects of cognitive therapy versus interpersonal psychotherapy in patients with major depressive disorder: A systematic review of randomized clinical trials with meta-analyses and trial sequential analyses. *Psychologcal Medicine*, 42 (7), 1343–1357.

Jelinek, L., Hauschildt, M. & Moritz, S. (2014). Metakognitives Training bei Depression (D-MKT): Ein neues integratives Gruppenkonzept zur Behandlung depressiver Störungen. In 2. Eppendorfer Depressionstage des Universitätsklinikums Hamburg-Eppendorf. Hamburg.

Jelinek, L., Otte, C., Arlt, S. & Hauschildt, M. (2013). Denkverzerrungen erkennen und korrigieren: Eine Machbarkeitsstudie zum Metakognitiven Training bei Depression (D-MKT). *Zeitschrift für Psychiatrie, Psychologie und Psychotherapie*, 61 (4), 1–8.

Joormann, J. & Gotlib, I. H. (2006). Is this happiness I see? Biases in the identification of emotional facial expressions in depression and social phobia. *Journal of Abnormal Psychology*, 115 (4), 705–714.

Joormann, J., Teachman, B. & Gotlib, I. H. (2009). Sadder and less accurate? False memory for negative material in depression. *Journal of Abnormal Psychology*, 118 (2), 412–417.

Kenny, D. T., Davis, P. & Oates, J. (2004). Music performance anxiety and occupational stress amongst opera chorus artists and their relationship with state and trait anxiety and perfectionism. *Anxiety Disorders*, 18, 757–777.

Kessler, R., Petukhova, M., Sampson, N. A., Zaslavsky, A. & Wittchen, H. U. (2012). Twelve-month and lifetime prevalence and lifetime morbid risk of anxiety and mood disorders in the United States. International *Journal of Methods in Psychiatric Research*, 21 (3), 169–184.

Kirsch, I., Deacon, B. J., Huedo-Medina, T. B., Scoboria, A., Moore, T. J. & Johnson, B. T. (2008). Initial severity and antidepressant benefits: ameta-analysis of data submitted to the Food and Drug Administration. *PLoS Medicine*, 5 (2), e45.

Kobelt, A., Schmid-Ott, G., Künsebeck, H. W., Bümmerstede, D. & Lamprecht, F. (1998). Ärztliche und nichtärztliche ambulante psychotherapeutische Versorgung im Raum Hannover: Ein fach-, schulen- und geschlechtsbezogener Vergleich. *Nervenarzt*, 69 (9), 776–781.

Kohn, R., Saxena, S., Levav, I. & Saraceno, B. (2004). The treatment gap in mental health care. *Bulletin of the World Health Organization*, 82 (11), 858–866.

Kwon, S. M. & Oei, T. P. S. (2003). Cognitive change processes in a group cognitive behavior therapy of depression. *Journal of Behavior Therapy and Experimental Psychiatry*, 34 (1), 73–85.

Lara, M. E., Leader, J. & Klein, D. N. (1997). The association between social support and course of depression: Is it confounded with personality? *Journal of Abnormal Psychology*, 106 (3), 478–482.

Leyman, L., De Raedt, R., Vaeyens, R. & Philippaerts, R. M. (2011). Attention for emotional facial expressions in dysphoria: An eye-movement registration study. *Cognition & Emotion*, 25 (1), 111–120.

Lysaker, P. H., Molly Erickson, M. A., Buck, K. D., Procacci, M., Nicolò, G. & Dimaggio, G. (2010). Metacognition in schizophrenia spectrum disorders: Methods of assessment and associations with neurocognition and function. *The European Journal of Psychiatry*, 24 (4), 220–226.

Matt, G. E., Vazquez, C. & Campbell, W. K. (1992). Mood-congruent recall of affectively toned stimuli: Ameta-analytic review. *Clinical Psychology Review*, 12 (2), 227–255.

Matthews, G. & Wells, A. (2000). Attention, automaticity, and affective disorder. *Behavior Modification*, 24 (1), 69–93.

McDermott, L. M. & Ebmeier, K. P. (2009). A meta-analysis of depression severity and cognitive function. *Journal of Affective Disorders*, 119 (1-3), 1–8.

Mezulis, A. H., Abramson, L. Y., Hyde, J. S. & Hankin, B. L. (2004). Is there a universal positivity bias in attributions? Ameta-analytic review of individual, developmental, and cultural differences in the self-serving attributional bias. *Psychological Bulletin*, 130 (5), 711–747.

Miranda, R., Fontes, M. & Marroquín, B. (2008). Cognitive content-specificity in future expectancies: Role of hopelessness and intolerance of uncertainty in depression and GAD symptoms. *Behaviour Research and Therapy*, 46 (10), 1151–1159.

Moritz, S. (2008). Metakognition – Psychologie. In T. Kircher & S. Gauggel (Hrsg.), *Neuropsychologie der Schizophrenie* (S. 367–374). Heidelberg: Springer.

Moritz, S. (2013). Metakognitive Therapien. Zeitschrift für Psychiatrie, *Psychologie und Psychotherapie*, 61 (4), 213–215.

Moritz, S., Andreou, C., Schneider, B. C., Wittelkind, C. E., Menon, M., Balzan, R. P., Woodward, T. S. (2014). Sowing the seeds of doubt: A narrative review on metacognitive training in schizophrenia. *Clinical Psychology Review*, 34 (4), 358–366.

Moritz, S., Ferahli, S. & Naber, D. (2004). Memory and attention performance in psychiatric patients: Lack of correspondence between clinician-rated and patient rated functioning with neuropsychological test results. *Journal of the International Neuropsychological Society*, 10 (4), 623–633.

Moritz, S. & Hauschildt, M. (2012). *Erfolgreich gegen Zwangsstörungen: Metakognitives Training – Denkfallen erkennen und entschärfen* (2. Aufl.). Berlin:

Springer.

Moritz, S., Schilling, L., Hauschildt, M., Schröder, J. & Treszl, A. (2012). A randomized controlled trial of internet-based therapy in depression. *Behaviour Research and Therapy, 50* (7-8), 513–521.

Moritz, S., Veckenstedt, R., Hottenrott, B., Woodward, T. S., Randjbar, S. & Lincoln, T. M. (2010). Different sides of the same coin? Intercorrelations of cognitive biases in schizophrenia. *Cognitive Neuropsychiatry, 15* (4), 406–421.

Moritz, S., Veckenstedt, R., Randjbar, S. & Vitzthum, F. (2011). *MKT+: Individualisiertes metakognitives Therapieprogramm für Menschen mit Psychose.* Berlin: Springer.

Moritz, S., Vitzthum, F., Randjbar, S., Veckenstedt, R. & Woodward, T. S. (2010). Detecting and defusing cognitive traps: Metacognitive intervention in schizophrenia. *Current Opinion in Psychiatry, 23* (6), 561–569.

Moritz, S., Vitzthum, F., Randjbar, S., Veckenstedt, R., Woodward, T. S. &Metacognition Study Group. (2013). Metakognitives Training für schizophrene Patienten (MKT) 5.0 (5. Aufl.). Zugriff am 1.9.2014. Verfügbar unter www.uke.de/ mct.

Moritz, S., Voigt, K., Arzola, G. M. & Otte, C. (2008). When the half full glass is appraised as half empty and memorized as completely empty: Mood-congruent true and false recognition in depression is modulated by salience. *Memory, 16* (8), 810–820.

Moritz, S. &Woodward, T. S. (2006). Metacognitive control over false memories: A key determinant of delusional thinking. *Current Psychiatry Reports, 8* (3), 184–190.

Moritz, S. &Woodward, T. S. (2007). Metacognitive training in schizophrenia: From basic research to knowledge translation and intervention. *Current Opinion in Psychiatry, 20* (6), 619–625.

Moritz, S., Woodward, T. S., Burlon, M., Braus, D. F. & Andresen, B. (2007). Attributional style in schizophrenia: Evidence for a decreased sense of self-causation in currently paranoid patients. *Cognitive Therapy and Research, 31* (3), 371–383.

Moussavi, S., Chatterji, S., Verdes, E., Tandon, A., Patel, V. & Ustun, B. (2007). Depression, chronic diseases, and decrements in health: Results from the World Health Surveys. *Lancet, 370* (9590), 851–858.

Naranjo, C., Kornreich, C., Campanella, S., Noël, X., Vandriette, Y., Gillain, B. et al. (2011). Major depression is associated with impaired processing of emotion in music as well as in facial and vocal stimuli. *Journal of Affective Disorders, 128* (3), 243–251.

Nunn, J. D., Mathews, A. & Trower, P. (1997). Selective processing of concern-related information in depression. *British Journal of Clinical Psychology, 36* (4), 489–503.

Orth, U., Robins, R. W., Trzesniewski, K. H., Maes, J. & Schmitt, M. (2009). Low self-esteem is a risk factor for depressive symptoms from young adulthood to old age. *Journal of Abnormal Psychology, 118* (3), 472–478.

Peterson, C. & Seligman, M. E. (1984). Causal explanations as a risk factor for depression: Theory and evidence. *Psychological Review, 91* (3), 347–374.

Potreck-Rose, F. (2006). *Von der Freude den Selbstwert zu stärken.* Stuttgart: Klett-Cotta.

Potreck-Rose, F. & Jacob, G. (2003). *Selbstzuwendung, Selbstakzeptanz, Selbstvertrauen. Psychotherapeutische Interventionen zum Aufbau von Selbstwertgefühl.* (3. Aufl.). Stuttgart: Klett-Cotta.

Quilty, L. C., McBride, C. &Bagby, R. M. (2008). Evidence for the cognitive mediational model of cognitive behavioural therapy for depression. *Psychological Medicine, 38* (11), 1531–1541.

Randjbar, S., Veckenstedt, R., Vitzthum, F., Hottenrott, B. & Moritz, S. (2011). Attributional biases in paranoid schizophrenia: Further evidence for a decreased sense of self-causation in paranoia. *Psychosis, 3* (1), 74–85.

Rood, L., Roelofs, J., Bögels, S. M., Nolen-Hoeksema, S. & Schouten, E. (2009). The influence of emotion-focused rumination and distraction on depressive symptoms in non-clinical youth: A meta-analytic review. *Clinical Psychology Review, 29* (7), 607–616.

Rosenberg, M. (1965). Society and the adolescent self-image. Princeton, NJ: Princeton University Press. Zugriff am 1.9.2014. Verfügbar unter http:/ / garfield. library. upenn. edu/ classics1989/ A1989T475800001. pdf.

Roth, M., Decker, O., Herzberg, P. Y. & Brähler, E. (2008). Dimensionality and norms of the Rosenberg Self-Esteem Scale in a German general population sample. *European Journal of Psychological Assessment, 24* (3), 190–197.

Schaub, A., Roth, E. & Goldmann, U. (2006). *Kognitiv-psychoedukative Therapie zur Bewältigung von Depressionen. Ein Therpiemanual.* Göttingen: Hogrefe.

Scher, C. D., Ingram, R. E. & Segal, Z. V. (2005). Cognitive reactivity and vulnerability: Empirical evaluation of construct activation and cognitive diatheses in unipolar depression. *Clinical Psychology Review, 25* (4), 487–510.

Schilling, L., Köther, U., Nagel, M., Agorastos, A. & Moritz, S. (2013). Kognitive Verzerrungen bei Patienten mit einer Borderline-Persönlichkeitsstörung und deren Behandlung durch das » Metakognitive Training – Borderline «. *Zeitschrift für Psychiatrie, Psychologie und Psychotherapie, 61* (4), 239–246.

Segal, Z., Willams, J. & Teasdale, J. D. (2008). *Die Achtsamkeitsbasierte Kognitive Therapie der Depression: Ein neuer Ansatz zur Rückfallprävention.* Tübingen: Dgvt.

Seidel, E. M., Habel, U., Finkelmeyer, A., Schneider, F.,

Gur, R. C. & Derntl, B. (2010). Implicit and explicit behavioral tendencies in male and female depression. *Psychiatry Research*, *177* (1-2), 124–130.

Semerari, A., Cucchi, M., Dimaggio, G., Cavadini, D., Carcione, A., Battelli, V. et al. (2012). The development of the Metacognition Assessment interview: instrument description, factor structure and reliability in a non-clinical sample. *Psychiatry Research*, *200* (2-3), 890–845.

Stavemann, H. H. (Hrsg.). (2014). *KVT-Praxis: Strategien und Leitfäden für die Kognitive Verhaltenstherapie* (3. Aufl.). Weinheim: Beltz.

Stavemann, H. H. (2015). *Sokratische Gesprächsführung in Therapie und Beratung* (3. Aufl.). Weinheim: Beltz.

Strunk, D. R. & Adler, A. D. (2009). Cognitive biases in three prediction tasks: A test of the cognitive model of depression. *Behaviour Research and Therapy*, *47* (1), 34–40.

Strunk, D. R., Lopez, H. & DeRubeis, R. J. (2006). Depressive symptoms are associated with unrealistic negative predictions of future life events. *Behaviour Research and Therapy*, *44* (6), 861–882.

Sweeney, P. D., Anderson, K. & Bailey, S. (1986). Attributional style in depression: A metaanalytic review. *Journal of Personality and Social Psychology*, *50* (5), 974–991.

ten Doesschate, M. C., Koeter, M. W., Bockting, C. L. & Schene, A. H. (2010). Health related quality of life in recurrent depression: A comparison with a general population sample. *Journal of Affective Disorders*, *120* (1–3), 126–132.

Torres-González, F. (2009). The gap in treatment of serious mental disorder in the community: A public health problem. Mental Health in Family Medicine, 6 (2), 71–74. Zugriff am 1.9.2014. Verfügbar unter http://www.ncbi.nlm.nih.gov/pmc/articles/PMC2777603/.

Treynor, W., Gonzalez, R. & Nolen-Hoeksema, S. (2003). Rumination reconsidered: A psychometric analysis. *Cognitive Therapy and Research*, *27* (3), 247–259.

van der Does, W. (2005). Thought suppression and cognitive vulnerability to depression. *British Journal of Clinical Psychology*, *44* (1), 1–14.

van Fenema, E., Julsing, J. E., Carlier, I. V, van Noorden, M. S., Giltay, E. J., van Wee, N. J. & Zitman, F. G. (2013). Musicians seeking psychiatric help: a preliminary study of psychiatric characteristics. *Medical Problems of Performing Artists*, *28* (1), 9–18.

Watkins, E., Baeyens, C. B. & Read, R.(2009). Concreteness training reduces dysphoria: Proof-of-principle for repeated cognitive bias modification in depression. *Journal of Abnormal Psychology*, *118* (1), 55–64.

Watkins, E., Moulds, M. & Mackintosh, B. (2005). Comparisons between rumination and worry in a nonclinical population. *Behaviour Research and Therapy*, *43* (12), 1577–1585.

Weber, F. & Exner, C. (2013). Die metakognitive Therapie nach Wells – theoretischer Hintergrund, Behandlungskomponenten und Evidenz. *Zeitschrift für Psychiatrie, Psychologie und Psychotherapie*, *61* (4), 217–230.

Wells, A. (2011). *Metakognitive Therapie bei Angststörungen und Depression*. Weinheim: Beltz.

Wells, A. & Cartwright-Hatton, S. (2004). A short form of the metacognitions questionnaire: Properties of the MCQ-30. *Behaviour Research and Therapy*, *42* (4), 385–396.

Weltgesundheitsorganisation (WHO) (2000). *Internationale Klassifikation psychischer Störungen: ICD-10, Kapitel V (F); klinisch-diagnostische Leitlinien*. (H. Dilling, W. Mombour & M. H. Schmidt, Hrsg.) (4. Aufl.). Bern: Huber.

Wilken, B. (2012). *Methoden der Kognitiven Umstrukturierung – Ein Leitfaden für die psychotherapeutische Praxis* (6. Aufl.). Stuttgart: Kohlhammer.

Wittchen, H. U., Jacobi, F., Rehm, J., Gustavsson, A., Svensson, M., Jönsson, B. et al. (2011). The size and burden of mental disorders and other disorders of the brain in Europe 2010. *European Neuropsychopharmacology*, *21* (9), 655–679.

Yoon, K. L., Joormann, J. & Gotlib, I. H. (2009). Judging the intensity of facial expressions of emotion: Depression-related biases in the processing of positive affect. *Journal of Abnormal Psychology*, *118* (1), 223–228.

資料ダウンロードについて

　グループ・トレーニングに使用するスライド資料，参加者のしおり，グループ・ルール，ホームワークは，金子書房ホームページからダウンロードできます。

『うつ病のためのメタ認知トレーニング（D-MCT）――解説と実施マニュアル』
http://www.kanekoshobo.co.jp/book/b383218.html
〔書影の下のバナーをクリックしていただき，下記のIDとパスワードを入力してください〕

ID
dmctmanual

パスワード
yB5Ehi7wRnsp3

注意
1．本サービスは，本書をご購入いただいた方のみご利用いただけます。上記のIDおよびパスワードは第三者に知らせないでください。
2．すべてのファイルには著作権があります。無断転載・複製は禁止いたします。
3．ファイルはご使用になる方の責任でお使いください。著者および出版社は，本サービスの利用による結果に関して，一切責任を負わないものとします。
4．本サービスの内容は予告なく変更になる場合があります。あらかじめご了承ください。

画像著作権

第3章
図3.5-3.6，3.10-3.11　ゲッティイメージズ
図3.12-3.13　Ⓒ Andreas Weißgerber, Helmut Schack, Bernd Hampel
図3.15-3.16，3.18-3.19，3.21-3.22，3.26，3.28-3.32　ゲッティイメージズ
図3.34　Ⓒ Benny-Kristin Fischer
図3.35，3.37-3.41，3.43-3.45　ゲッティイメージズ
図3.46　Edgar Degas "Le pédicure" AKG/PPS 通信社
図3.47，3.51　ゲッティイメージズ
図3.52　ゲッティイメージズ，dgmata/Shutterstock.com
図3.53-3.54　Mills/PIXTA（ピクスタ）
図3.55　ゲッティイメージズ

参加者のしおり
写真（p.75）　ゲッティイメージズ

資料
モジュール1：
　スライド4，8-32　ゲッティイメージズ
モジュール2：
　スライド4-7　ゲッティイメージズ
　スライド22，24　Paolo Uccello "Saint George and the Dragon" AKG/PPS 通信社
　スライド29-30，34-45　ゲッティイメージズ
　スライド51-53　Andreas Weißgerber, Helmut Schack, Bernd Hampel
　スライド58-61　ゲッティイメージズ
モジュール3：
　スライド4，8-10，19-29，38-61，64-68　ゲッティイメージズ
モジュール4：
　スライド4-15　ゲッティイメージズ
　スライド16-23　Ⓒ Clemens Burkert
　スライド31，36-37，39-43，45　ゲッティイメージズ
モジュール5：
　スライド4，8-21，25-26　ゲッティイメージズ
　スライド34-40　Ⓒ Benny-Kristin Fischer
　スライド41-47，52-61，68-70　ゲッティイメージズ
モジュール6：
　スライド4-37，44-51　ゲッティイメージズ

モジュール7：
 スライド4，13-27　ゲッティイメージズ
 スライド30-31　C. D. Friedrich "Two Men Contemplating the Moon" AKG/PPS 通信社
 スライド32-33　Diego Velázquez "El Aguador de Sevilla" AKG/PPS 通信社
 スライド34-35　Edgar Degas "Le pédicure" AKG/PPS 通信社
 スライド36-37　Carl Spitzweg "A Visit" AKG/PPS 通信社
 スライド38-49　ゲッティイメージズ

モジュール8：
 スライド4　ゲッティイメージズ
 スライド5-6　Ⓒ Francesca Bohn
 スライド17-18　ゲッティイメージズ
 スライド19-21　ゲッティイメージズ，dgmata/Shutterstock.com
 スライド23-24　Mills/PIXTA（ピクスタ）
 スライド25-30，34-39　ゲッティイメージズ
 スライド40-47　ゲッティイメージズ，dgmata/Shutterstock.com
 スライド48-52　ゲッティイメージズ

索引

欧文

CBT　　i
Dyfunctional Attitude Scale: DAS　　71
false memories　　6
MCQ-30　　71
myMCT　　56
Rosenberg-Self-Esteem-Skala, RSE　　72
Ruminative Responses Scale, RRS　　72

あ行

悪循環　　131
一方的な帰属　　125
一方的な帰属システム　　47
「今，ここで」につながる具体的な言葉で語ること　　25
意欲減退　　93
うつ病性障害　　13
うつ病の帰属スタイル　　46
運命占い　　5, 58
エネルギー低下　　93

か行

確証バイアス　　138
拡大しすぎと値引きしすぎ　　5, 45
価値観　　108
過度の一般化　　5
感情的な推測　　6
感情に基づいた推論　　144
感情認知　　7
完全な人生　　42
完璧主義　　10
記憶ちがい　　28
危機的状況　　14
帰属スタイル　　6, 46
帰属する順番を変える　　48
気分と自尊心を上げるための方法　　43
恐怖　　10
クローズド・グループ　　2

結論の飛躍　　5, 56
抗うつ薬　　2
向精神薬　　2
行動活性化　　10
行動実験　　116
誤記憶（false memories）　　6
呼吸練習法　　53
呼吸法　　131
個人化　　5
コントロール　　8

さ行

最悪のシナリオ　　138
サーチライトの比喩　　9
再発予防　　13
思考抑制　　7
思考を判断しないという認識　　52
自己評価　　10
自己奉仕バイアス　　3
自殺　　14
自尊心が高い人の特徴　　40
自尊心のみなもと　　40
実証的心理学研究　　4
視点の変換　　26, 48
社会的引きこもり　　7
社会認知　　8
集団精神療法　　2, 8
主観的知覚　　10
守秘義務　　16
賞賛に対する感受性の低下　　5
白黒思考　　5
「すべき」思考　　6
精神科的治療　　1
精神療法　　1
双極性障害　　13
ソクラテス的質問　　15

た行

第一印象　63
対人関係療法　2
高い基準を設定することの利益とリスク　35
立ち位置を変えること　26
脱スティグマ化　vi
短期的結果と長期的結果についてのディスカッション　48
注意訓練法　iv
長所を意識する方法　41
デタッチト・マインドフルネス　iv
統合失調症　13
トレーナー　14

な行

認知行動療法（CBT）　i
認知症　10
認知的素因　4
認知の脆弱性　4
ノーマライゼーション　vi

は行

灰色のメガネ　93
破滅的な未来　138
バランスのとれた考え方　47
反すう　7
反すう反応尺度（Ruminative Responses Scale, RRS）　72
引きこもり　54
非機能的行動パターン　7
非機能的思考　4
非機能的態度尺度（Dyfunctional Attitude Scale: DAS）　71
不安症　13
不公平な比較　42
弁証法的行動療法　64
ポジティブなことへのダメだし　5
褒め言葉　126
褒め言葉の受け入れ　38
本棚のたとえ　40

ま行

マインドフルネス　10
マインド・リーディング　5, 57
豆のトレーニング　44
無気力　93
メタ認知質問紙（MCQ-30）　56, 71
メタ認知的活動　iii
メタ認知的信念　9
メタ認知的知識　iii
メタ認知療法　iv
メンタル・フィルター　5
モニタリング　8
問題解決行動　3

や行

薬物療法　1
誘導発見法　15
良いこと日記　94
ヨガ　134
予言の自己成就　138

ら行

リラクゼーション法　134
レッテル貼り　4
ローゼンバーグ自尊感情尺度（Rosenberg-Self-Esteem-Skala, RSE）　72

わ行

わざと誇張すること　26
「私はスパイ」ゲーム　93

原著者（初版刊行時）

レナ・イェリネク（Lena Jelinek）
ハンブルク大学医学部附属エッペンドルフ病院精神科・精神療法科教授。PhD。
ハンブルク大学心理学部卒業後，メルボルン大学に留学。2012年ハンブルク大学医学部附属エッペンドルフ病院精神科・精神療法科講師。2017年から現職。

マリット・ハウシルト（Marit Hauschildt）
ハンブルク大学医学部附属エッペンドルフ病院精神科・精神療法科研究員。PhD。

シュテフェン・モリッツ（Steffen Moritz）
ハンブルク大学医学部附属エッペンドルフ病院精神科・精神療法科教授。PhD。

監訳者
石垣琢麿（いしがき　たくま）
東京大学大学院総合文化研究科教授（認知行動科学・駒場学生相談所）
東京大学文学部心理学科卒業，浜松医科大学医学部卒業，東京大学大学院総合文化研究科博士課程修了．博士（学術），精神科専門医，精神保健指定医，臨床心理士．
●主要著書・論文
〔共著〕New Liberal Arts Selection　臨床心理学．有斐閣．2015.
〔編著〕メタ認知トレーニングをはじめよう！：MCTガイドブック．星和書店．2022.

森重さとり（もりしげ　さとり）
EAP企業でコンサルタント業務に従事．心療内科において復職支援にもかかわる．
米国コロラド州立大学大学院卒（神経学的音楽療法），カリフォルニア州ランタマン発達障害支援センターにてインターン修了．ベック・インスティテュートCBTトレーニング修了．2005－2006年ロータリー財団国際親善奨学生．
公認心理師，精神保健福祉士，米国認定音楽療法士，国際トーストマスターズ・クラブ認定コンピテントコミュニケーター．
●主要著書・訳書
〔共訳〕認知行動療法セルフカウンセリング・ガイド．金剛出版．2016.
〔分担執筆〕メタ認知トレーニングをはじめよう！：MCTガイドブック．石垣琢磨編．星和書店．2022. 第4章，第11章．

訳者
原田晶子（はらだ　あきこ）
川村学園女子大学文学部教授
東京大学大学院総合文化研究科地域文化研究専攻博士課程単位取得退学．エアランゲン大学哲学部歴史学科地域史講座にて博士号取得（PhD）．
●主要著書・論文
〔単著〕*Die Symbiose von Kirche und Stadt im Spätmittelalter: Das bürgerliche Gemeinschaftsbewusstsein und Stiftungen an die Pfarrkirchen in der Reichsstadt Nürnberg*. Dr. Kovač: Hamburg. 2014.
〔共著〕ドイツの歴史を知るための50章．明石書店．2016.
〔論文〕西洋中世都市の市壁と都市のアイデンティティ．歴史学研究　No.972. 26-36頁．2018.

うつ病のためのメタ認知トレーニング（D-MCT）
——解説と実施マニュアル

| 2019年2月28日　初版第1刷発行 |
| 2025年4月30日　初版第2刷発行 |

検印省略

　著　者　レナ・イェリネク
　　　　　マリット・ハウシルト
　　　　　シュテフェン・モリッツ
　監訳者　石垣琢麿
　　　　　森重さとり
　訳　者　原田晶子
　発行者　金子紀子
　発行所　株式会社　金子書房
　　　　　〒112-0012　東京都文京区大塚3-3-7
　　　　　Tel 03-3941-0111（代）Fax 03-3941-0163
　　　　　振替　00180-9-103376
　　　　　URL　https://www.kanekoshobo.co.jp
　印刷　藤原印刷株式会社／製本　有限会社井上製本所

Ⓒ KANEKOSHOBO, 2019 Printed in Japan
ISBN 978-4-7608-2181-5 C3011